# Para leer

# antes de ser

# Auxiliar de enfermería

# en
# otorrinolaringología

MARTIN STERLING

# Índice

# Capítulo 5: Seguimiento postoperatorio y cuidados en el domicilio                151

## Capítulo 8: Innovaciones tecnológicas y su repercusión en el trabajo ENT     231

*« En ORL, cada intervención, ya sea para la audición, la voz o la respiración, es una forma de recuperar la comunicación con el mundo, un tratamiento que da a los pacientes la oportunidad de volver a conectar con la vida. »*

# Introducción

# El importante papel del auxiliar de ORL

- Introducción general a la ORL: ¿Qué es la otorrinolaringología?

La otorrinolaringología, comúnmente conocida como ORL, es una especialidad médica dedicada al estudio y tratamiento de las afecciones relacionadas con tres partes esenciales del cuerpo humano: los oídos, la nariz y la garganta, incluyendo la cabeza y el cuello. Como rama de la medicina, se ocupa de las disfunciones, enfermedades y anomalías que afectan a estas regiones, que desempeñan un papel fundamental en una serie de funciones vitales como la respiración, la audición, el equilibrio, el olfato, la voz e incluso la deglución.

Las afecciones tratadas por los otorrinolaringólogos son amplias y variadas. En el caso de los oídos, pueden incluir problemas auditivos como la sordera, infecciones del oído medio (otitis) y problemas de equilibrio como el vértigo. La nariz suele verse afectada por enfermedades como rinitis, sinusitis, pólipos o problemas respiratorios debidos a una desviación del tabique nasal. La garganta, por su parte, es escenario de numerosas afecciones como anginas, laringitis o trastornos más complejos como disfonías (trastornos de la voz) y cánceres de cuerdas vocales. Pero la ORL no se limita a estas tres áreas. También abarca las afecciones que afectan a la cabeza y el cuello, incluidas enfermedades más graves como el cáncer, que requieren un tratamiento quirúrgico específico.

Lo que hace única a la ORL es la diversidad de órganos y funciones de los que se ocupa. Los oídos no son sólo órganos de la audición, sino también del equilibrio. La nariz no es sólo un sentido del olfato; también desempeña un papel vital en la respiración y la protección de las vías respiratorias. Además de ser esencial para la fonación y la comunicación, la garganta interviene en procesos tan vitales como la alimentación y la respiración. Por lo tanto, los otorrinolaringólogos deben conocer en detalle estas múltiples funciones y las complejas interacciones entre ellas si quieren ofrecer un diagnóstico y un tratamiento eficaces.

Los tratamientos otorrinolaringológicos pueden abarcar desde procedimientos sencillos hasta intervenciones quirúrgicas más complejas. Abarcan desde prescripciones para infecciones benignas hasta intervenciones quirúrgicas de gran envergadura, como implantes cocleares para sordera grave o reconstrucción tras un cáncer. Además, el desarrollo de las nuevas tecnologías ha supuesto importantes avances en la práctica de la ORL, como el uso del láser, la cirugía asistida por robot y la navegación 3D para una mayor precisión en las operaciones.

La ORL también desempeña un papel crucial en la calidad de vida de los pacientes, porque las afecciones que trata pueden tener un profundo impacto en funciones esenciales para la vida diaria, como la comunicación, la escucha de los sonidos del entorno, el gusto y la respiración. El bienestar de los pacientes, ya sean niños con infecciones de oído recurrentes, adultos con pólipos nasales recurrentes o ancianos con pérdida de audición, es el núcleo de esta especialidad. Por ello, la calidad del seguimiento y los cuidados prestados son cruciales para la rehabilitación funcional y una mejora significativa de la vida de los pacientes.

- El papel esencial del auxiliar de enfermería: un pilar en el servicio de ORL

El auxiliar de enfermería ocupa un lugar central e ineludible dentro del servicio de ORL (Otorrinolaringología). Su papel va mucho más allá de las tareas de apoyo que podrían atribuírseles de forma simplista. Son la columna vertebral del servicio, pues garantizan no sólo la continuidad de los cuidados, sino también el confort y el bienestar de los pacientes en todas las etapas de su tratamiento. En este campo tan específico, donde se tratan afecciones complejas que afectan a los oídos, la nariz, la garganta y la cabeza, el auxiliar de enfermería desempeña un papel fundamental en la atención global del paciente.

En cuanto ingresa un paciente, el auxiliar de enfermería está en primera línea. Establecen el contacto inicial, que a menudo es crucial para tranquilizar a los pacientes que presentan problemas auditivos o de voz o dificultades respiratorias. Esta interacción inicial pretende ser afectuosa y empática, porque es esencial para disipar las preocupaciones de los pacientes que pueden sentirse especialmente vulnerables ante patologías que afectan a funciones tan fundamentales. El auxiliar de enfermería recopila información inicial sobre el estado general del paciente, le ayuda en las distintas etapas administrativas y, sobre todo, se asegura de que se sienta seguro antes de cualquier consulta o intervención médica.

En el plano técnico, el celador de ORL es también una pieza clave en la preparación de las consultas y los tratamientos. Se encarga de preparar el equipo médico necesario, ya sea para un examen audiométrico, una fibroscopia nasal o un procedimiento más serio como la cirugía de los senos paranasales. Un conocimiento profundo de los equipos específicos de otorrinolaringología, como otoscopios, laringoscopios y audiómetros, es esencial para garantizar el buen desarrollo de las consultas y los cuidados. La función del auxiliar de enfermería es asegurarse de que todo esté perfectamente preparado para el médico, a fin de garantizar una asistencia eficaz y segura.

El auxiliar de enfermería también participa en los cuidados postoperatorios. Los pacientes que han sido operados de la garganta, los senos paranasales o los oídos necesitan a menudo una atención especial, y aquí es donde la experiencia de los auxiliares de enfermería es fundamental. Controlan las heridas, cambian los apósitos y gestionan los drenajes, y vigilan de cerca el proceso de cicatrización para evitar complicaciones como infecciones o hemorragias. En casos más específicos, como las traqueostomías, el auxiliar de enfermería debe dominar técnicas de cuidados técnicos como la aspiración de secreciones o la limpieza de la cánula, acciones que requieren precisión y vigilancia, al tiempo que garantizan la comodidad del paciente.

Los auxiliares de enfermería ORL también desempeñan un papel esencial en el seguimiento de los pacientes tras una intervención quirúrgica o médica. Se aseguran de que los pacientes estén cómodos, controlan el dolor, observan los signos anormales y previenen complicaciones inmediatas como problemas respiratorios o hemorragias. Esta cuidadosa vigilancia es crucial, sobre todo en un campo en el que las vías respiratorias pueden verse directamente afectadas por patologías o tratamientos. Al estar cerca de los pacientes, el auxiliar de enfermería es a menudo quien detecta los primeros signos de malestar o complicación, y se encarga de reaccionar rápidamente para informar al equipo médico y evitar situaciones críticas.

Además, no hay que subestimar el aspecto humano del papel del cuidador. En un departamento como el de ORL, donde las afecciones suelen afectar a los sentidos y funciones vitales para la comunicación y la interacción social (como la audición y el habla), los pacientes pueden sentirse aislados y vulnerables. El auxiliar de enfermería tiene una función de apoyo psicológico, a menudo proporcionando consuelo, explicando procedimientos médicos complejos con palabras sencillas y ayudando a los pacientes a superar su ansiedad. Su actitud, su escucha activa y su capacidad para tranquilizar son cualidades indispensables en un departamento en el que son frecuentes el estrés y el miedo a perder capacidades esenciales para la vida diaria.

El auxiliar de enfermería también actúa como enlace entre los distintos miembros del equipo médico. Transmiten información crucial sobre el estado de los pacientes, sus reacciones a los cuidados y sus necesidades específicas. Gracias a su presencia constante con los pacientes, son el enlace directo entre ellos y los médicos, enfermeras y otros profesionales sanitarios, lo que facilita una atención integral y coherente. Esta posición es aún más importante en un departamento donde las consultas pueden ser técnicas y rápidas, y donde el seguimiento constante del paciente es esencial.

Por último, en un servicio de ORL que trata patologías a menudo crónicas (como sinusitis recurrentes, problemas de audición o pólipos nasales), el auxiliar de enfermería desempeña una función educativa con los pacientes. Les ayudan a entender sus patologías, a comprender mejor los aspectos cotidianos de su cuidado y a adoptar comportamientos preventivos para evitar recaídas o complicaciones. Este apoyo a largo plazo les convierte en un agente clave para mejorar la calidad de vida de los pacientes.

- Objetivos del libro: ¿Por qué una guía específica de otorrinolaringología?

La idea de escribir una guía específica de ORL para auxiliares sanitarios se basa en una serie de observaciones fundamentales que justifican plenamente la creación de un libro dedicado a esta especialidad. El objetivo de este libro es llenar un vacío en la literatura médica ofreciendo a los auxiliares de cuidados una herramienta práctica adaptada a su trabajo diario en este campo concreto. No se trata simplemente de un compendio de teorías médicas, sino de una guía que va al corazón de la realidad cotidiana del servicio de otorrinolaringología, aportando respuestas concretas y consejos prácticos, al tiempo que refuerza las competencias técnicas y relacionales de los profesionales que trabajan en él.

En primer lugar, la ORL es una especialidad compleja y muy variada. Abarca una amplia gama de afecciones que afectan a órganos tan diversos como los oídos, la nariz y la garganta, así como la cabeza y el cuello. Cada parte de esta región es esencial para el buen funcionamiento del cuerpo y, como tal, el cuidado de los pacientes en este departamento requiere una atención especial, conocimientos técnicos y un enfoque humano adaptado. Los auxiliares de enfermería que trabajan en este departamento se enfrentan a un amplio abanico de situaciones clínicas que requieren un conocimiento profundo de las patologías, cuidados e intervenciones específicas de la ORL. El objetivo de esta guía es proporcionarles una base sólida para comprender y dominar estas particularidades.

El primer objetivo de este libro es ofrecer a los asistentes sanitarios una mejor comprensión de las especificidades del departamento de ORL. Aunque los fundamentos de los cuidados siguen siendo similares a los de otras especialidades médicas, las patologías tratadas en ORL son a menudo únicas por su impacto directo sobre las funciones vitales y los sentidos esenciales como la audición, el equilibrio, la respiración, el olfato y el habla. Una guía específica proporciona una comprensión más precisa de estas patologías y familiariza a los pacientes con los procedimientos técnicos específicos de los cuidados ORL, como la aspiración de las vías respiratorias, el control de las traqueostomías y el manejo de los audífonos. También explica cómo utilizar los instrumentos especiales del departamento, como otoscopios, fibroscopios y audiómetros, al tiempo que detalla los cuidados postoperatorios que difieren de los de otras especialidades.

En segundo lugar, este libro pretende preparar a los auxiliares asistenciales para hacer frente a los retos específicos de la ORL, especialmente en lo que se refiere a la asistencia al paciente antes y después de la intervención quirúrgica. El servicio de ORL se caracteriza por la frecuencia de intervenciones quirúrgicas delicadas y a veces complejas, como las operaciones de senos paranasales, de amígdalas o de cuerdas vocales. Estas intervenciones requieren una preparación rigurosa y un seguimiento postoperatorio meticuloso, en los que el auxiliar de enfermería desempeña un papel fundamental. Esta guía específica aborda en detalle estos aspectos del trabajo en ORL, ofreciendo protocolos claros para los cuidados pre y postoperatorios, y formando a los cuidadores para anticipar posibles complicaciones, como hemorragias o dificultades respiratorias, de modo que puedan responder con eficacia y seguridad para el paciente.

Además, una de las particularidades de las enfermedades otorrinolaringológicas es que a menudo afectan a las funciones sensoriales o a aspectos esenciales de la comunicación humana,

Perder la audición, tener dificultades para respirar o ya no poder hablar tiene un impacto considerable en la calidad de vida de los pacientes, y a menudo genera una profunda ansiedad. El objetivo de esta guía es concienciar a los auxiliares de cuidados sobre estas realidades, desarrollando un enfoque humano y empático en su práctica. Uno de los objetivos centrales de este libro es, por tanto, formar a los auxiliares sanitarios para que comprendan mejor el impacto psicológico de las patologías ORL en los pacientes, y sepan cómo apoyarles no sólo físicamente, sino también emocional y psicológicamente. Esto implica aprender a comunicarse con los pacientes que sufren problemas de audición, tranquilizar a los que se preparan para una intervención quirúrgica mayor y proporcionar apoyo moral a los que están en tratamiento por enfermedades graves, como los cánceres ORL.

Uno de los grandes puntos fuertes de este libro es que no se limita a los aspectos técnicos de la asistencia. También destaca la importancia de la coordinación con todo el equipo médico del servicio de ORL. Los auxiliares asistenciales trabajan codo con codo con enfermeras, otorrinolaringólogos, fisioterapeutas y muchos otros profesionales sanitarios. Por ello, esta guía destaca la importancia de esta colaboración interdisciplinar y da consejos sobre cómo mejorar la comunicación y la eficacia dentro del equipo, en beneficio del paciente.

Por último, este libro también pretende ser una fuente de estímulo e inspiración para los estudiantes y los principiantes que se plantean especializarse en ORL. La diversidad de los cuidados, el carácter técnico de los procedimientos, pero también la satisfacción de ver a un paciente recuperar la voz, la respiración normal o la audición tras una operación exitosa, hacen de la ORL un campo rico y gratificante. Al ofrecer una visión detallada del trabajo diario de los auxiliares de enfermería en este departamento, esta guía espera animar a los jóvenes profesionales a entrar en este campo con confianza.

En resumen, el objetivo de este libro es proporcionar a los auxiliares asistenciales un conocimiento profundo de las particularidades del servicio de ORL, al tiempo que les forma en los procedimientos técnicos, los cuidados específicos y las relaciones humanas que son esenciales en este campo. Pretende ser una herramienta práctica que les sirva de apoyo en su trabajo diario, al tiempo que les da las claves para desarrollarse y prosperar en esta especialidad tan exigente como apasionante.

- Incentivos para principiantes y estudiantes : Una carrera gratificante y exigente

Emprender una carrera como asistente de cuidados ORL puede parecer desalentador al principio. La diversidad de patologías, la complejidad de los cuidados y el carácter técnico de las intervenciones pueden desanimar a los principiantes. Sin embargo, se trata de una especialidad increíblemente rica, gratificante y humana, en la que cada día es una oportunidad para marcar una verdadera diferencia en la vida de los pacientes. Es importante destacar que esta carrera, aunque exigente, ofrece oportunidades únicas de desarrollo profesional, enriquecimiento personal y profunda satisfacción.

Desde sus primeros días en el servicio de otorrinolaringología, los jóvenes auxiliares descubren rápidamente la amplitud de los cuidados que prestan. Las patologías con las que se encuentran son muy diversas y afectan a funciones esenciales para la vida diaria: la audición, la respiración, el habla y el equilibrio. Cada una de estas funciones desempeña un papel vital en la interacción de una persona con el mundo que le rodea. Los cuidadores, con su apoyo atento y sus cuidados precisos, contribuyen directamente a restablecer o mantener estas capacidades, a veces incluso después de operaciones importantes. Uno de los aspectos más gratificantes de este trabajo es ver cómo un paciente, que puede haber llegado a la planta con pérdida de audición o graves dificultades respiratorias, sale con una mejora significativa de su calidad de vida. Estas pequeñas victorias diarias son momentos que no tienen precio para ningún profesional.

Más allá de los aspectos técnicos, trabajar en ORL permite desarrollar profundas habilidades interpersonales. En este departamento, los pacientes suelen estar ansiosos, sobre todo porque los problemas que encuentran afectan a funciones tan fundamentales como respirar y hablar. Algunos pueden tener dificultades para comunicarse o expresar su angustia debido a problemas auditivos o del habla. Aquí es donde el auxiliar de enfermería desempeña un papel esencial para escuchar y reconfortar. Aunque los gestos técnicos son importantes, no bastan para tranquilizar a estos pacientes. Necesitan apoyo humano, una mano amiga y palabras tranquilizadoras para superar los momentos difíciles. Aquí es donde trabajar en ORL puede ser sumamente gratificante: al ofrecer esta empatía, el auxiliar de cuidados se convierte en un punto de referencia para las personas que a veces se sienten impotentes ante sus enfermedades.

Esta profesión es también exigente, y es esta exigencia la que la hace tan formativa y gratificante. Requiere un gran rigor, capacidad de aprendizaje y de adaptación rápida, porque cada paciente es diferente y cada situación médica puede evolucionar de forma inesperada. Los auxiliares sanitarios deben ser a la vez atentos y reactivos, capaces de anticiparse a las necesidades tanto del paciente como del equipo médico. La especialidad de ORL implica manejar equipos médicos específicos, ayudar en exploraciones técnicas o intervenciones quirúrgicas delicadas y dominar los cuidados postoperatorios, a menudo complejos. Esta pericia técnica, aunque a veces intimida al principio, se convierte en motivo de orgullo a medida que se adquiere experiencia y dominio. Es esta combinación de movimientos precisos, habilidades técnicas y atención a las personas lo que hace que esta carrera sea tan gratificante a largo plazo.

El departamento de ORL es también un lugar de aprendizaje constante. Los avances tecnológicos, las nuevas técnicas quirúrgicas y las innovaciones asistenciales obligan a los auxiliares a mantenerse al día y a seguir formándose a lo largo de su carrera. Esta dinámica de progresión continua es otra fuente de satisfacción para quienes eligen este camino. En ORL nunca se deja de aprender, y cada nueva habilidad que se adquiere refuerza la confianza en uno mismo y permite responder con mayor eficacia a las necesidades de los pacientes.

Por último, es importante recordar que el trabajo en ORL nunca se hace solo. El auxiliar de enfermería forma parte de un equipo multidisciplinar en el que la colaboración es esencial. Trabajar junto a otorrinolaringólogos, enfermeros, anestesistas y otros especialistas aporta una gran experiencia y conocimientos. Cada miembro del equipo aporta su contribución, y el auxiliar de enfermería, aunque a menudo está en primera línea con los pacientes, desempeña un papel igualmente fundamental en esta dinámica colectiva. Esta cohesión y el trabajo en equipo contribuyen a la realización profesional y al sentimiento de pertenencia a una comunidad de cuidadores comprometidos.

# Capítulo 1

# Descubra el Servicio de Otorrinolaringología

- **Presentación del departamento de ORL**
  - Definición y alcance del trabajo ENT

La otorrinolaringología, más comúnmente conocida como ORL, es una especialidad médica dedicada al estudio, diagnóstico y tratamiento de las afecciones que afectan a tres grandes regiones anatómicas del cuerpo humano: los oídos, la nariz y la garganta. Aunque estas tres zonas son distintas, comparten funciones vitales como la respiración, la audición, el equilibrio, la fonación y el olfato. La ORL también se extiende a zonas más amplias como la cabeza y el cuello, incluyendo el tratamiento de ciertos trastornos de las glándulas salivales, el tiroides y las estructuras linfáticas de esta región.

El campo de acción del otorrinolaringólogo es muy amplio y abarca un amplio abanico de patologías, desde trastornos benignos hasta enfermedades graves que requieren intervenciones quirúrgicas complejas. En cuanto a los **oídos**, el otorrinolaringólogo trata problemas auditivos como la sordera parcial o total, las infecciones recurrentes del oído medio (otitis) y los trastornos del equilibrio causados por disfunciones del oído interno. El vértigo y enfermedades como la enfermedad de Ménière, que afectan al equilibrio y la coordinación, también son afecciones que entran dentro de las competencias de la especialidad de ORL. Además del tratamiento médico de estos trastornos, los otorrinolaringólogos también trabajan en soluciones correctivas, como los implantes cocleares para personas con sordera profunda.

En cuanto a la **nariz**, los otorrinolaringólogos tratan una amplia gama de afecciones, desde la rinitis simple y la sinusitis crónica hasta casos más complejos como pólipos nasales, desviaciones del tabique nasal o tumores de la cavidad nasal. Los pacientes que sufren problemas respiratorios nasales o anosmia (pérdida del olfato) pueden beneficiarse de un tratamiento adecuado en esta especialidad. Las infecciones crónicas de los senos paranasales, como la sinusitis, también son tratadas por los otorrinolaringólogos, a menudo quirúrgicamente, utilizando modernas técnicas quirúrgicas endoscópicas para restablecer la ventilación y el drenaje de los senos de forma mínimamente invasiva.

Cuando se trata de la **garganta**, los otorrinolaringólogos se centran en los trastornos de la voz, la deglución y las vías respiratorias superiores. Esto incluye afecciones como amigdalitis crónica, laringitis, disfonía (trastornos de la voz) e incluso afecciones más graves como tumores de las cuerdas vocales o la faringe. Los otorrinolaringólogos también tratan los problemas de deglución, que suelen darse en pacientes de edad avanzada o tras intervenciones quirúrgicas complejas. Dado que la garganta es una zona crucial para la respiración y la fonación, el tratamiento de estas afecciones requiere una experiencia especial. La ORL también se ocupa de las traqueostomías, en las que el seguimiento y los cuidados postoperatorios son esenciales para garantizar una respiración adecuada a los pacientes que precisan este procedimiento.

Además de estas tres áreas principales, los otorrinolaringólogos también se ocupan de las patologías **del cuello** y la **cabeza**, en particular mediante el tratamiento de las glándulas salivales, el tiroides y los ganglios linfáticos. Las patologías del tiroides, como los nódulos tiroideos o los cánceres, figuran entre los campos en los que operan los otorrinolaringólogos, con una cirugía a menudo delicada por la proximidad de estructuras vitales como los nervios vocales. Las enfermedades de las glándulas salivales, como los cálculos o las infecciones de las glándulas parótidas, también forman parte de este campo de acción, al igual que el tratamiento de los cánceres de boca, faringe y laringe.

Uno de los aspectos destacables de la ORL es la diversidad de métodos de tratamiento utilizados. Además de los tratamientos farmacológicos tradicionales para infecciones o inflamaciones, la ORL recurre en gran medida a técnicas quirúrgicas avanzadas, a menudo con la ayuda de la tecnología moderna. Los procedimientos endoscópicos, el láser y la microcirugía permiten ahora tratar afecciones con gran precisión y un traumatismo mínimo para el paciente. Además, la introducción de técnicas robóticas y herramientas de navegación en 3D ha revolucionado algunos procedimientos de ORL, ofreciendo resultados más seguros y eficaces.

Junto a los cuidados puramente médicos, los otorrinolaringólogos conceden especial importancia a la **rehabilitación funcional**, sobre todo después de una intervención quirúrgica importante o de un tratamiento contra el cáncer. Ayudar a los pacientes a recuperar sus funciones respiratorias, auditivas y vocales es un elemento clave de esta especialidad. Por ejemplo, los pacientes operados de las cuerdas vocales suelen beneficiarse de una reeducación específica con logopedas para ayudarles a recuperar la voz y mejorar su calidad de vida. Del mismo modo, tras la colocación de implantes cocleares, es necesaria una fase de aprendizaje y adaptación para restablecer la audición del paciente.

○ Principales patologías tratadas (infecciones de oído, sinusitis, pólipos, sordera, disfonía, etc.)

El departamento de Otorrinolaringología (ORL) trata un amplio abanico de patologías que afectan a órganos y funciones esenciales para la vida diaria, como la audición, la respiración, el equilibrio y la fonación. Estas afecciones, aunque muy variadas, pueden tener un profundo impacto en la calidad de vida de los pacientes, limitando a veces capacidades tan fundamentales como oír, hablar o respirar. Entre las afecciones otorrinolaringológicas más frecuentes figuran las infecciones de oído, la sinusitis, los pólipos nasales, la sordera y la disfonía, pero éstos son sólo algunos ejemplos.

**Las infecciones de oído** son una de las afecciones más frecuentes tratadas por los otorrinolaringólogos, sobre todo en niños pequeños, pero pueden afectar a pacientes de cualquier edad. Son infecciones del oído que pueden afectar al oído externo, medio o interno. La otitis externa, a menudo llamada "oído de nadador", es una infección localizada en el conducto auditivo externo, a menudo causada por la humedad o por pequeños traumatismos. En cambio, la otitis media, mucho más frecuente en los niños, es una infección del oído situada detrás del tímpano. Suele estar asociada a infecciones respiratorias y puede causar dolor intenso, secreción del oído y pérdida temporal de audición. En casos recurrentes o crónicos, puede dar lugar a complicaciones, que a veces requieren cirugía, como la colocación de aireadores transtimpánicos (diábolos) para permitir un drenaje adecuado de los fluidos.

**La sinusitis** es otra afección ORL frecuente, que afecta a los senos paranasales, las cavidades llenas de aire que rodean la nariz. La sinusitis aguda, a menudo de origen infeccioso, se manifiesta como inflamación de los senos paranasales y provoca síntomas como dolor de cabeza, presión facial, congestión nasal y secreción nasal espesa. Cuando los episodios de sinusitis se cronifican, pueden persistir durante varios meses y afectar considerablemente a la calidad de vida. En estos casos, el tratamiento médico puede resultar insuficiente y puede ser necesaria una intervención quirúrgica, como la cirugía endoscópica de los senos paranasales, para restablecer una ventilación correcta y facilitar el drenaje de los senos paranasales. Aunque esta afección pueda parecer benigna, es incapacitante para los pacientes y requiere un tratamiento adecuado y regular.

**Los pólipos nasales** son otra afección tratada por los otorrinolaringólogos. Estos crecimientos benignos, localizados en las fosas nasales o los senos paranasales, suelen ser el resultado de una inflamación crónica, como la que se da en casos de rinitis alérgica o sinusitis crónica. Los pólipos nasales pueden causar obstrucción nasal, dificultades respiratorias, pérdida de olfato (anosmia) y sensación de presión en la cara. El tratamiento puede incluir corticosteroides para reducir la inflamación, pero en los casos más graves puede ser necesaria la cirugía para extirpar los pólipos y mejorar la respiración del paciente.

**La sordera** o hipoacusia es también una patología central en el campo de la ORL, con implicaciones especialmente graves para la comunicación y la calidad de vida de las personas afectadas. La sordera puede tener varias causas: infecciones repetidas, traumatismos, envejecimiento (presbiacusia) o patologías congénitas. Según la localización del trastorno (oído externo, medio o interno), el tratamiento puede variar. Algunos casos pueden corregirse mediante cirugía, como en el caso de la otosclerosis (enfermedad que afecta a los huesecillos del oído medio), mientras que otros requieren el uso de audífonos o, en casos más graves, la colocación de un implante coclear. El tratamiento de la sordera requiere un enfoque multidisciplinar, que incluye una evaluación precisa de la pérdida auditiva mediante pruebas audiométricas, seguida de la aplicación de una solución adecuada para rehabilitar la audición del paciente.

**La disfonía**, o trastorno de la voz, es una afección ORL frecuente que puede tener muchas causas, desde una simple laringitis aguda hasta afecciones más graves como nódulos o pólipos de las cuerdas vocales, o incluso tumores malignos de laringe. La disfonía se manifiesta como un cambio en la calidad de la voz, que puede volverse ronca, rasposa o incluso completamente ausente en los casos más graves. Las causas pueden ser benignas, como el sobreesfuerzo vocal, o estar relacionadas con afecciones más graves, como el reflujo gastroesofágico o el cáncer de laringe. El tratamiento dependerá de la causa subyacente, con opciones que van desde la rehabilitación vocal con un logopeda hasta la cirugía para eliminar los daños en las cuerdas vocales. Los trastornos de la voz pueden afectar considerablemente a la calidad de vida, sobre todo en personas cuya voz es una herramienta profesional, como profesores, cantantes u oradores públicos.

Además de estas patologías comunes, el departamento de ORL también se ocupa de otras afecciones **como las traqueotomías**, que a menudo son necesarias tras una cirugía mayor en la laringe o en situaciones en las que las vías respiratorias superiores están obstruidas. La ORL también se ocupa de **los tumores de cabeza y cuello**, ya sean benignos o malignos, con especial atención a la rehabilitación postoperatoria del habla, la respiración y la deglución de los pacientes.

- **El equipo multidisciplinar**
  - El papel de la enfermera, el otorrinolaringólogo, el anestesista y el auxiliar asistencial

En un servicio de ORL, la atención al paciente se basa en una colaboración estrecha y armoniosa entre los distintos profesionales sanitarios. Cada miembro del equipo desempeña un papel fundamental y complementario para garantizar una asistencia de calidad, desde el diagnóstico hasta la rehabilitación postoperatoria. Entre ellos se encuentran enfermeras, otorrinolaringólogos, anestesistas y auxiliares de enfermería. Cada uno de estos profesionales contribuye, a su manera, a la atención global del paciente, con responsabilidades específicas pero siempre en una dinámica colectiva en la que la comunicación y la coordinación son esenciales.

El otorrinolaringólogo desempeña un papel fundamental en la atención al paciente. Es especialista en diagnóstico, tratamiento médico y cirugía. El otorrinolaringólogo interviene desde la primera consulta para hacer un diagnóstico preciso de las afecciones que afectan a los oídos, la nariz, la garganta o la cabeza y el cuello. Utiliza sus conocimientos especializados para analizar los síntomas, realizar exámenes clínicos específicos (como otoscopia, nasofibroscopia o audiometría) y decidir el plan de tratamiento que debe adoptarse. Éste puede incluir la prescripción de medicamentos, cuidados especiales o, en algunos casos, cirugía. Cuando es necesaria una intervención quirúrgica, el otorrinolaringólogo se encarga de la operación, a menudo con la ayuda de tecnologías modernas como la cirugía endoscópica o la cirugía láser, para garantizar un procedimiento preciso y mínimamente invasivo. Al mismo tiempo, el otorrinolaringólogo es responsable de supervisar la evolución postoperatoria de los pacientes, garantizar su recuperación y ajustar el tratamiento a cualquier complicación. Por tanto, su papel es esencial en todas las fases del proceso de tratamiento, desde el diagnóstico inicial hasta la rehabilitación.

**El personal de enfermería** desempeña un papel fundamental en el cuidado diario de los pacientes. En ORL, la enfermera suele ser el principal punto de contacto entre el paciente y el médico. Desempeñan un papel activo en la organización de los cuidados, el seguimiento de los pacientes y la administración del tratamiento. Antes de la operación, la enfermera es responsable de preparar al paciente, tanto física como psicológicamente, asegurándose de que se siguen todas las instrucciones preoperatorias, como el ayuno y la toma de medicamentos. También comprueban los parámetros vitales y tranquilizan al paciente respondiendo a cualquier pregunta o preocupación. Después de la operación, su papel es igual de crucial: se encargan del seguimiento postoperatorio, comprobando las constantes vitales, el dolor y el riesgo de complicaciones, y administrando los cuidados necesarios, como el manejo de apósitos o drenajes. Las enfermeras también desempeñan un papel clave en la educación de los pacientes y sus familias, explicándoles los cuidados a domicilio, las señales de alarma a las que deben estar atentos y las recomendaciones que deben seguir para una convalecencia óptima.

Aunque **los anestesistas** no participan directamente en el cuidado diario de los pacientes, desempeñan un papel esencial en las intervenciones quirúrgicas. Antes de una operación, el anestesista se reúne con el paciente para evaluar su estado general de salud y determinar la mejor estrategia anestésica. En función del tipo de operación, la edad y los antecedentes del paciente, el anestesista decidirá la técnica anestésica más adecuada, ya sea anestesia general, local o sedación. Su función no es sólo asegurar que la operación sea indolora para el paciente, sino también garantizar su seguridad en todo momento. Controla las funciones vitales durante la operación y está preparado para reaccionar en caso de complicaciones. Tras la operación, el anestesista trabaja en la sala de recuperación para garantizar que el paciente salga de la anestesia sin dificultad, vigilando de cerca cualquier efecto secundario y controlando el dolor postoperatorio inmediato.

Por último, el **auxiliar de enfermería** es una parte esencial del funcionamiento diario del servicio de ORL. Su papel, aunque complementario al de la enfermera, es único en el sentido de que proporciona apoyo directo y continuo al paciente en las tareas diarias y los cuidados básicos. El auxiliar de enfermería suele ser el primer punto de contacto del paciente cuando llega a la planta. Se encargan de dar la bienvenida a los pacientes, velar por su comodidad y bienestar y realizar tareas básicas como ayudarles a asearse, movilizarse y acomodarse antes de las consultas o las operaciones. También proporcionan apoyo moral, tranquilizando a los pacientes antes de los procedimientos médicos y permaneciendo a su lado en los momentos vulnerables. En ORL, el auxiliar de enfermería también se encarga de preparar a los pacientes para los exámenes o las operaciones, asegurándose de que se siguen todas las instrucciones preoperatorias y ayudando a manejar el equipo. Después de una operación, ayudan a la enfermera con los cuidados postoperatorios, controlando al paciente, ayudándole a movilizarse y garantizando una higiene óptima. El auxiliar de enfermería es también a menudo quien detecta los primeros signos de complicación o malestar, gracias a su presencia constante con los pacientes, y desempeña un papel crucial en la comunicación de información al equipo médico.

○ Comunicación y colaboración interprofesional

La comunicación y la colaboración interprofesional son fundamentales para el buen funcionamiento de un servicio sanitario, y esto es especialmente cierto en ORL (Otorrinolaringología). Este departamento, donde las afecciones afectan a funciones vitales como la respiración, la audición y el habla, requiere una coordinación fluida entre todos los miembros del equipo sanitario. La calidad de la asistencia no sólo depende de las habilidades técnicas de cada profesional, sino también de su forma de interactuar y cooperar. Cada uno -médicos otorrinolaringólogos, enfermeras, anestesistas y auxiliares- tiene una función claramente definida, pero es compartiendo información y trabajando juntos como estas funciones pueden integrarse a la perfección al servicio del paciente.

**La comunicación** está en el centro de esta dinámica. En ORL, cada paciente se enfrenta a menudo a patologías complejas que requieren un tratamiento multidimensional. El diagnóstico, el tratamiento y la rehabilitación de un paciente pueden implicar a varias disciplinas, desde la medicina a la cirugía, pasando por la rehabilitación y los cuidados de seguimiento. Para que estos cuidados sean óptimos, es esencial que cada profesional esté informado de la evolución del paciente, de los cuidados dispensados y de las posibles complicaciones. La transmisión clara y precisa de la información, ya sea oralmente o por escrito, permite a cada profesional actuar con conocimiento de causa y adaptar sus intervenciones a las necesidades específicas del paciente. La enfermera, por ejemplo, debe poder transmitir al otorrinolaringólogo las observaciones que haya hecho durante el tratamiento, ya se refieran a la evolución de la cicatrización, a un cambio en el estado general del paciente o a una nueva queja formulada por éste.

La comunicación es especialmente crucial durante las transiciones asistenciales, como cuando un paciente pasa de la consulta al quirófano o de la sala de recuperación a la unidad de cuidados postoperatorios. En cada fase hay que intercambiar información clave, ya sea sobre las condiciones anestésicas, las complicaciones intraoperatorias o los cuidados postoperatorios específicos. Una comunicación clara garantiza la continuidad de la asistencia y evita malentendidos o descuidos que puedan afectar negativamente a la seguridad o el bienestar del paciente.

La colaboración interprofesional va más allá de la simple transmisión de información. Se basa en la **cooperación activa** entre los distintos miembros del equipo, cada uno de los cuales aporta sus conocimientos específicos a la atención global del paciente. En ORL, la atención prestada suele ser compleja y multidisciplinar. Por ejemplo, un paciente con un tumor en las cuerdas vocales puede requerir cirugía, seguida de rehabilitación vocal con un logopeda, así como cuidados postoperatorios meticulosos. El otorrinolaringólogo que realiza la operación depende del anestesista para garantizar la seguridad del paciente durante la operación, y de la enfermera para gestionar los cuidados postoperatorios. Del mismo modo, el auxiliar asistencial, que acompaña al paciente día a día, debe ser capaz de colaborar con la enfermera y el otorrinolaringólogo, transmitiendo información crucial sobre los cambios en el estado general del paciente.

Esta colaboración también es evidente en la planificación de los cuidados. Por ejemplo, al preparar una intervención quirúrgica, el anestesista, el otorrinolaringólogo y el enfermero colaboran para evaluar los posibles riesgos, prever las necesidades específicas del paciente y asegurarse de que se dispone del equipo y los recursos necesarios. El enfermero, por su parte, suele desempeñar un papel de coordinación, velando por que las fases preoperatorias se desarrollen en las mejores condiciones posibles, asegurándose de que el paciente esté debidamente preparado, informado y apoyado.

**El trabajo en equipo** no se limita al hospital. En el contexto de la rehabilitación o los cuidados a largo plazo, la colaboración se extiende a otros profesionales sanitarios como logopedas, acústicos especializados en audífonos o fisioterapeutas. Muchas afecciones otorrinolaringológicas, como los problemas auditivos o el cáncer de cabeza y cuello, requieren rehabilitación tras el tratamiento. Una vez diagnosticada y tratada la afección, el otorrinolaringólogo debe colaborar estrechamente con estos profesionales para garantizar una recuperación óptima de las funciones afectadas. Esto implica una comunicación y un intercambio de información constantes sobre la evolución del paciente, los ajustes que deben hacerse en el tratamiento y los objetivos de rehabilitación que deben alcanzarse.

**El tratamiento de las urgencias** otorrinolaringológicas es otro ámbito en el que la comunicación y la colaboración interprofesional son esenciales. Algunas patologías, como las hemorragias nasales graves (epistaxis) o la obstrucción de las vías respiratorias, requieren una atención rápida y coordinada. En estas situaciones, la capacidad de reacción del equipo depende de una comunicación fluida y de la capacidad de todos para trabajar en sinergia. El auxiliar de cuidados, que a menudo es el primero en estar con el paciente, debe alertar rápidamente a la enfermera y al otorrinolaringólogo, precisando los síntomas observados. El otorrinolaringólogo, en colaboración con el anestesista, podrá decidir entonces la mejor estrategia a adoptar, mientras que la enfermera y el auxiliar de cuidados se asegurarán de que el paciente y el equipo necesario estén listos para intervenir lo antes posible. Una comunicación eficaz puede salvar vidas.

- **Equipos médicos específicos para ORL**
  - Instrumentos : Otoscopio, fibroscopio, audiómetro, etc.

En el departamento de Otorrinolaringología (ORL), el uso de instrumentos médicos especializados es esencial para examinar, diagnosticar y tratar las patologías que afectan a los oídos, la nariz, la garganta y las estructuras de la cabeza y el cuello. Estas herramientas, diseñadas para ser precisas y adaptadas a la complejidad de estas zonas sensibles, permiten a los médicos evaluar cuidadosamente las afecciones de los pacientes y realizar diagnósticos fiables. Cada instrumento tiene una función bien definida, que va desde la observación directa de las cavidades hasta la medición de la capacidad auditiva, pasando por la exploración de las vías respiratorias superiores. Los principales instrumentos utilizados en ORL incluyen el otoscopio, el fibroscopio y el audiómetro, así como herramientas como el laringoscopio y el microscopio quirúrgico, todos ellos en el centro de la práctica diaria del otorrinolaringólogo y su equipo.

El **otoscopio** es probablemente el instrumento más emblemático y utilizado en ORL. Se utiliza para examinar el conducto auditivo externo y el tímpano, proporcionando una visión directa del oído. Este instrumento portátil consta de un mango y un cabezal que contiene una luz y una lupa, lo que facilita la inspección del conducto auditivo externo en busca de signos de infección, cuerpos extraños o perforaciones del tímpano. Es especialmente útil para diagnosticar patologías comunes como la otitis, sobre todo en niños pequeños que suelen ser propensos a este tipo de infecciones. Con el otoscopio, el médico puede observar el color, la integridad y la movilidad del tímpano, elementos clave para evaluar la salud del oído medio.

El **fibroscopio** es otra herramienta central de la ORL, utilizada para explorar las vías respiratorias superiores y digestivas, como la nariz, los senos paranasales, la garganta, la laringe y la hipofaringe. Se trata de un tubo fino y flexible provisto de una cámara en el extremo, que permite al médico ver zonas inaccesibles a simple vista. El fibroscopio suele introducirse por la nariz o la boca, según la zona que se vaya a examinar, y proyecta imágenes en tiempo real en una pantalla, lo que permite al facultativo observar con detalle los tejidos y estructuras internas. Este instrumento es especialmente valioso para diagnosticar afecciones como la sinusitis crónica, los pólipos nasales, los tumores laríngeos y la parálisis de las cuerdas vocales. Su flexibilidad y delicadeza permiten una exploración suave, minimizando las molestias del paciente y ofreciendo al mismo tiempo una notable precisión diagnóstica. A menudo se utiliza en procedimientos ambulatorios, lo que permite un tratamiento rápido y no invasivo del paciente.

El **audiómetro** es un equipo esencial para evaluar la audición. Mide la capacidad auditiva del paciente mediante una serie de pruebas auditivas. La audiometría se realiza en una cabina insonorizada en la que se expone al paciente a sonidos de diferentes frecuencias e intensidades. El audiómetro registra las respuestas del paciente y produce un audiograma, una representación gráfica de la agudeza auditiva del paciente. Este instrumento es esencial para diagnosticar la sordera, evaluar su grado y determinar si la pérdida de audición está relacionada con problemas de conducción (en el oído externo o medio) o con problemas neurosensoriales (en el oído interno). La audiometría suele utilizarse para controlar la evolución de una pérdida auditiva, pero también para adaptar soluciones auditivas, como audífonos o implantes cocleares.

Además de estas herramientas, el **laringoscopio** es otro instrumento crucial en el campo de la ORL, utilizado para examinar y tratar patologías de la laringe y las cuerdas vocales. Existen varios tipos de laringoscopio, entre ellos modelos rígidos y flexibles. El laringoscopio rígido suele utilizarse para exámenes quirúrgicos o procedimientos más invasivos, como biopsias de cuerdas vocales o extracción de cuerpos extraños. El laringoscopio flexible, similar al fibroscopio, permite la visualización dinámica de las cuerdas vocales en funcionamiento, lo que resulta esencial para el diagnóstico de trastornos de la voz como la disfonía, o para el seguimiento de pacientes con lesiones benignas o malignas de las cuerdas vocales. Gracias a este instrumento, el profesional puede observar los movimientos de las cuerdas vocales en tiempo real y evaluar la calidad de la fonación.

Otra herramienta utilizada en ORL es el **microscopio quirúrgico**, principalmente para procedimientos quirúrgicos específicos, como los que se realizan en el oído o la laringe. Este microscopio está equipado con una óptica de alta resolución que permite una visualización ampliada de las estructuras que se van a operar. Se utiliza habitualmente en operaciones de oído, como la cirugía para tratar la otosclerosis o los implantes cocleares. Al proporcionar una visión detallada de las estructuras internas del oído o la laringe, el microscopio quirúrgico permite al cirujano realizar intervenciones muy finas y precisas, reduciendo el riesgo de complicaciones y mejorando la recuperación del paciente.

Además de estos instrumentos de diagnóstico y tratamiento, en el servicio de Otorrinolaringología se utilizan otras herramientas específicas, como **sistemas de navegación quirúrgica**, que permiten realizar operaciones con precisión milimétrica cuando se trabaja en los senos paranasales o en la base del cráneo, o **dispositivos láser**, utilizados para tratar determinadas patologías como pólipos nasales o lesiones cancerosas.

- ○ El uso de estas herramientas para ayudar en los exámenes y cuidados

El uso de instrumentos en la cirugía de Otorrinolaringología (ORL) es esencial para ayudar en las exploraciones y los cuidados, y desempeña un papel clave en el diagnóstico preciso, la gestión terapéutica y el seguimiento de los pacientes. Estas herramientas especializadas, como el otoscopio, el fibroscopio, el audiómetro y muchas otras, permiten no sólo explorar las complejas estructuras de los oídos, la nariz y la garganta, sino también intervenir de forma específica y eficaz en las patologías que afectan a estas regiones. Su utilización requiere una coordinación perfecta entre el otorrinolaringólogo, el personal de enfermería, los auxiliares sanitarios y, en ocasiones, otros miembros del equipo médico, cada uno de los cuales aporta su experiencia para garantizar la mejor atención posible.

Como parte de los exámenes rutinarios, el **otoscopio** se utiliza habitualmente para examinar los oídos de los pacientes. Es una herramienta básica que permite inspeccionar con precisión el conducto auditivo externo y el tímpano. Cuando un paciente presenta síntomas como dolor de oído, pérdida de audición o sensación de obstrucción, el otoscopio se hace indispensable para detectar infecciones, perforaciones del tímpano o cuerpos extraños. El auxiliar de enfermería prepara el equipo, sienta al paciente y se asegura de que esté cómodo durante todo el examen. También se encarga de que el otoscopio se limpie y desinfecte rigurosamente después de cada uso, garantizando así la seguridad del paciente y evitando las infecciones cruzadas. El otoscopio permite a los otorrinolaringólogos realizar diagnósticos rápidos y

41

precisos, sobre todo de infecciones de oído, tapones de cerumen y otras anomalías del oído.

El **fibroscopio** es un instrumento más complejo, utilizado para explorar las fosas nasales, los senos paranasales, la laringe y la faringe. Suele utilizarse cuando el otorrinolaringólogo necesita visualizar zonas inaccesibles a simple vista o al tacto. Cuando se utiliza el fibroscopio, el papel del equipo asistencial es crucial. La enfermera o el auxiliar asistencial ayudan a preparar el equipo y a instalar al paciente, ya que a veces el examen puede resultar incómodo. El paciente suele estar semisentado o en decúbito supino, y puede aplicarse un anestésico local en forma de aerosol para reducir las sensaciones desagradables. El fibroscopio, provisto de una cámara en el extremo, se introduce en la nariz o la boca, y las imágenes se proyectan en directo en una pantalla. Esto permite al médico observar patologías como pólipos nasales, infecciones sinusales, tumores laríngeos o parálisis de las cuerdas vocales. En función de los hallazgos, puede ponerse en marcha inmediatamente un plan de tratamiento. En este proceso, el celador o la enfermera desempeñan un papel de asistencia activa, asegurándose de que el paciente permanezca cómodo y de que el fibroscopio se maniobre correctamente para una exploración óptima.

**El audiómetro**, utilizado para evaluar la audición, es también una herramienta fundamental en los exámenes de ORL. Cuando un paciente presenta problemas auditivos, pérdida de audición o zumbidos en los oídos, es necesario realizar una prueba audiométrica para determinar el alcance y la naturaleza de la pérdida auditiva. Esta prueba, que se realiza en una cabina insonorizada, consiste en que el paciente responda a sonidos de diferentes frecuencias e intensidades. El auxiliar asistencial o la enfermera desempeñan un papel importante en la preparación del paciente, informándole del procedimiento de la prueba y asegurándose de que comprende las instrucciones. El audiómetro registra las respuestas del paciente y proporciona un audiograma que interpreta el otorrinolaringólogo. Con estos resultados, el médico puede evaluar si la pérdida de audición se debe a un problema de conducción (relacionado con el oído externo o medio) o a un trastorno neurosensorial (relacionado con el oído interno), y adaptar el tratamiento en consecuencia. El equipo asistencial, por su parte, vela por el buen desarrollo de la prueba y ayuda al paciente, que a veces puede sentirse ansioso ante la incertidumbre del diagnóstico.

Además de en los exámenes, estos instrumentos también se utilizan en la atención al paciente, sobre todo durante la cirugía o los cuidados postoperatorios. Por ejemplo, el **microscopio quirúrgico** es una herramienta esencial en la cirugía del oído, como los implantes cocleares o la reparación del tímpano. Este microscopio permite al otorrinolaringólogo realizar intervenciones extremadamente precisas, gracias a una visión ampliada de las estructuras internas. Durante estas intervenciones, el equipo de enfermería, que incluye enfermeras y celadores, asiste al cirujano preparando y manipulando los instrumentos, asegurándose de que el paciente está correctamente colocado y controlando los parámetros vitales. El papel del equipo de enfermería es fundamental para garantizar el buen desarrollo de la operación y la seguridad del paciente en todo momento.

**El laringoscopio** es otro instrumento que, además de para exámenes, se utiliza para intervenciones terapéuticas. Por ejemplo, en el caso de pólipos en las cuerdas vocales o tumores laríngeos, el laringoscopio puede utilizarse para acceder a estas estructuras y extirpar las lesiones de forma selectiva. También en este caso, el equipo de enfermería desempeña un papel clave en la asistencia al otorrinolaringólogo, preparando el material quirúrgico, manteniendo la asepsia y controlando al paciente antes, durante y después de la intervención. La colaboración entre el médico, la enfermera y el asistente es vital para el éxito de estos delicados procedimientos.

Además, determinados instrumentos, como **los sistemas de navegación quirúrgica**, utilizados en operaciones complejas de senos paranasales o de la base del cráneo, requieren una estrecha coordinación entre todos los miembros del equipo. Estos sistemas permiten guiar al cirujano con precisión milimétrica, basándose en imágenes tridimensionales de las estructuras anatómicas del paciente. Además de velar por el buen funcionamiento de los equipos, el equipo asistencial también es responsable de la comodidad del paciente y del buen desarrollo de cada fase de la operación.

○    Esterilización y gestión de equipos

La esterilización y la gestión de equipos en ORL (Otorrinolaringología) son de vital importancia para la seguridad de la atención al paciente. En un departamento en el que las operaciones suelen centrarse en zonas especialmente sensibles del cuerpo humano, como los oídos, la nariz, la garganta y las vías respiratorias, la prevención de infecciones es crucial. Una gestión rigurosa de los equipos y una esterilización eficaz garantizan no sólo la calidad de la asistencia, sino también la seguridad de los pacientes y los profesionales sanitarios. Por ello, el cumplimiento estricto de los protocolos de esterilización es una parte fundamental de la práctica diaria de la ORL.

**La esterilización** del instrumental médico tiene por objeto eliminar todos los microorganismos potencialmente presentes en las superficies de las herramientas utilizadas. Este procedimiento es esencial para prevenir infecciones nosocomiales, que podrían producirse durante intervenciones quirúrgicas o exámenes invasivos. En el departamento de ORL, muchos instrumentos como el otoscopio, el fibroscopio, el laringoscopio y los instrumentos quirúrgicos utilizados para la cirugía de los senos paranasales o del oído requieren una esterilización rigurosa. Estas herramientas suelen entrar en contacto directo con mucosas o zonas internas frágiles, lo que las expone a un mayor riesgo de contaminación. La esterilización garantiza que cada instrumento esté completamente libre de gérmenes, bacterias, virus o esporas antes de ser utilizado en un nuevo paciente.

El proceso de esterilización sigue varias etapas esenciales. En primer lugar, tras su uso, los instrumentos deben **desinfectarse y limpiarse** cuidadosamente para eliminar los residuos orgánicos visibles, como sangre, tejidos o secreciones. Esta limpieza inicial es crucial, ya que la presencia de material orgánico podría mermar la eficacia del proceso de esterilización. El personal, ya sean auxiliares asistenciales o enfermeras, desempeña un papel fundamental en esta primera fase. Deben asegurarse de que todos los instrumentos se limpian inmediatamente después de su uso y seguir las instrucciones de seguridad, como el uso de guantes y gafas protectoras, para evitar cualquier riesgo de contaminación.

Una vez limpios, los instrumentos suelen esterilizarse **en autoclave**, un proceso que utiliza calor, vapor y presión para destruir todos los microorganismos. El autoclave es uno de los métodos más seguros y utilizados en los hospitales. Los instrumentos se colocan en envases específicos antes de introducirlos en el autoclave, lo que garantiza que permanezcan estériles hasta su siguiente uso. El personal encargado de la esterilización debe asegurarse de que el autoclave funciona correctamente, comprobando los parámetros de temperatura y presión y respetando los tiempos de ciclo predefinidos para garantizar una esterilización completa. La esterilización en autoclave se utiliza especialmente para instrumentos metálicos reutilizables, como pinzas, tijeras quirúrgicas o laringoscopios rígidos.

Para algunos instrumentos más delicados, **como fibroscopios** u otros dispositivos con cámaras u ópticas frágiles, pueden ser necesarios métodos de esterilización alternativos, como la esterilización a baja temperatura o el uso de productos químicos específicos. Estos instrumentos no pueden soportar las altas temperaturas de un autoclave convencional sin riesgo de sufrir daños. Por ello, a veces se utilizan desinfectantes químicos de alta calidad o procesos de esterilización con óxido de etileno para tratar estos equipos sensibles. También en este caso, el personal debe recibir formación para utilizar estos métodos alternativos con seguridad, respetando los tiempos de exposición y las condiciones de ventilación para evitar cualquier riesgo para la salud.

Además de la esterilización, **la gestión rigurosa de los equipos** es esencial para garantizar que la asistencia se presta en las mejores condiciones posibles. Una buena gestión empieza por una organización cuidadosa de las zonas de trabajo y almacenamiento. En un servicio de ORL, los instrumentos deben ser fácilmente accesibles, pero deben almacenarse de forma que se garantice su integridad y esterilidad. Los armarios y carros suelen dividirse en secciones específicas para los distintos tipos de instrumental, en función de su uso y nivel de esterilidad. El personal, ya sean camilleros o enfermeras, se asegura de que los instrumentos estériles estén correctamente etiquetados y fechados, para que puedan utilizarse con seguridad antes de ser esterilizados de nuevo.

La supervisión del equipo también incluye **comprobaciones periódicas del estado del instrumental**. Es crucial que cada instrumento esté en perfecto estado de funcionamiento antes de ser utilizado en un paciente. Los instrumentos que estén dañados o muestren signos de desgaste deben retirarse del circuito asistencial y sustituirse. Esto es especialmente importante en un campo como la ORL, donde la precisión de los instrumentos es esencial para exámenes y procedimientos a menudo delicados. Un fibroscopio con la óptica dañada o un laringoscopio mal ajustado no sólo pueden restar eficacia al examen, sino también exponer al paciente a riesgos innecesarios.

Además de gestionar el instrumental estéril, también es necesario asegurarse de que **el material de un solo uso se recicla correctamente**. Algunos dispositivos, como las puntas de fibroscopio o las palas de laringoscopio desechables, se utilizan una sola vez para evitar cualquier riesgo de contaminación cruzada. Una buena gestión implica seguir los protocolos de reciclaje o destrucción de estos materiales, asegurándose de que se eliminan de forma que cumplan las normas medioambientales y de seguridad.

Otro aspecto importante de la gestión del material es el **control de las existencias**. Los camilleros y enfermeros deben asegurarse de que las existencias de instrumental y material fungible (compresas, guantes, desinfectantes, etc.) se reponen constantemente. Esto requiere una estrecha coordinación con los departamentos de logística y suministros del hospital para evitar cualquier escasez de material que pueda afectar al curso de la asistencia. Una gestión eficaz de las existencias garantiza que todo el material necesario esté disponible en cantidades suficientes, sobre todo para hacer frente a las urgencias.

# Capítulo 2

# El día a día de un celador de ORL

- **Acoger y preparar al paciente**

  ○ La importancia de la empatía y la comunicación con el paciente

La empatía y la comunicación con el paciente ocupan un lugar central en la práctica médica, especialmente en ORL (Otorrinolaringología), donde las afecciones afectan a funciones esenciales como la respiración, la audición, el habla y el equilibrio. Estas funciones no sólo son vitales, sino que desempeñan un papel fundamental en la relación que cada persona tiene con su entorno. Cuando un paciente pierde la capacidad de oír, hablar o respirar correctamente, puede experimentar una profunda ansiedad, un sentimiento de vulnerabilidad y a veces incluso aislamiento social. Aquí es donde la empatía y una comunicación clara se vuelven esenciales. Nos permiten crear un vínculo de confianza con los pacientes, tranquilizarles, apoyarles a lo largo de su tratamiento y mejorar significativamente su experiencia, a pesar de la gravedad o complejidad de su enfermedad.

**La empatía** es la capacidad de comprender y sentir las emociones de los demás. Permite a los cuidadores ponerse en el lugar de sus pacientes, comprender por lo que están pasando y responder a sus necesidades de forma más humana y adecuada. En ORL, muchos pacientes pueden sentirse asustados o ansiosos ante la idea de perder algunas de sus capacidades sensoriales, como la audición o la voz, que son esenciales para su calidad de vida y la comunicación con el mundo exterior. Un paciente con sordera progresiva puede, por ejemplo, sentirse aislado, incapaz de participar en conversaciones con familiares y amigos, o frustrado por la falta de comprensión de quienes le rodean. La empatía del equipo médico no sólo ayuda a comprender estos temores, sino que también ofrece apoyo emocional para ayudar al paciente a superar estos momentos difíciles. No se trata sólo de tratar una patología, sino de acompañar a un ser humano en su experiencia de enfermedad.

La empatía también se manifiesta en la forma en que los cuidadores interactúan con los pacientes, dedicando tiempo a escuchar sus preocupaciones, disipar sus dudas y responder a sus preguntas. Cuando los pacientes se sienten escuchados y comprendidos, están más tranquilos, menos estresados y mucho más dispuestos a seguir las recomendaciones médicas. Esto puede suponer una gran diferencia, sobre todo antes de una intervención quirúrgica, cuando los pacientes suelen estar muy nerviosos. La comunicación empática ayuda a reducir la ansiedad asociada a la operación y prepara al paciente, no sólo físicamente, sino también mentalmente.

Además, no hay que subestimar la importancia de **una comunicación** clara y abierta. Los tratamientos y procedimientos otorrinolaringológicos pueden ser complejos, y es esencial que los pacientes comprendan los pormenores de su afección, así como las opciones de tratamiento disponibles. Un paciente que comprende su enfermedad y las distintas fases del tratamiento tiene más confianza en sí mismo y puede colaborar mejor con el equipo médico. Esto es aún más importante cuando las patologías afectan a funciones tan cruciales como la voz, la audición o la respiración. Un paciente que se prepara para una operación de cuerdas vocales, por ejemplo, necesita estar plenamente informado de los resultados esperados, los posibles riesgos y también los cuidados postoperatorios que deberá seguir. Es esencial que la información se transmita de forma sencilla, sin jerga médica compleja, para que el paciente pueda asimilar los detalles de sus cuidados y formular las preguntas necesarias.

La comunicación no es sólo un medio de informar, sino también de tranquilizar y generar confianza. A menudo los pacientes acuden a nosotros con ideas preconcebidas o temores que, para ellos, son muy reales. Por ejemplo, una persona que sufre sinusitis crónica puede temer que la cirugía de los senos paranasales sea extremadamente dolorosa o entrañe muchos riesgos. Una comunicación abierta y transparente ayuda a disipar estas preocupaciones, explicando claramente cómo se llevará a cabo la operación, cuáles son los riesgos reales y cómo se tratará el dolor después. No se trata sólo de dar información técnica, sino de hablar con el paciente con respeto, teniendo en cuenta sus temores y emociones.

La comunicación también desempeña un papel crucial después de las operaciones, cuando los pacientes necesitan entender los cuidados que deben seguir para recuperarse adecuadamente. En este contexto, los enfermeros y auxiliares sanitarios, que pasan más tiempo con los pacientes, desempeñan un papel clave a la hora de explicarles, de forma accesible, cómo cuidar su estado postoperatorio, controlar el dolor y detectar signos de posibles complicaciones. También pueden responder a preguntas prácticas, tranquilizar a los pacientes sobre la evolución de su enfermedad y animarles en su proceso de rehabilitación.

Es importante subrayar que **la comunicación no verbal** también desempeña un papel crucial. Muchos pacientes ORL sufren trastornos que pueden limitar su capacidad para hablar u oír. En estos casos, la postura, la mirada y la actitud del cuidador adquieren una importancia considerable. Una sonrisa, un gesto tranquilizador o un simple contacto visual pueden bastar para tranquilizar a un paciente que no puede expresar fácilmente sus temores o necesidades. Los cuidadores deben saber adaptar su comunicación a las capacidades y limitaciones de cada paciente, y estar atentos a las señales no verbales que éste pueda enviar.

Por último, la empatía y la comunicación con el paciente también son importantes para implicarle en sus propios cuidados. En el campo de la ORL, ciertas patologías requieren la colaboración activa del paciente, ya sea en la rehabilitación auditiva tras un implante coclear o en la rehabilitación de la voz tras una operación de las cuerdas vocales. Una buena comunicación ayuda a explicar al paciente la importancia de estas etapas y a motivarle para que se comprometa plenamente con ellas. Además, el paciente debe sentirse libre para hacer preguntas, expresar sus dudas y asumir un papel activo en su propia recuperación.

○ Preparación del paciente para la consulta: higiene y confort

La preparación del paciente para una consulta de ORL es una fase esencial para garantizar que el examen se desarrolle sin problemas y que el paciente reciba la mejor atención posible. Esta fase no se limita a los aspectos puramente técnicos, sino que también abarca aspectos relacionados con la higiene, el confort y el bienestar psicológico del paciente. Una preparación cuidadosa no sólo optimiza las condiciones de la consulta, sino que también tranquiliza al paciente, facilita el examen médico y garantiza una relación de confianza entre el equipo sanitario y el paciente. En ORL, donde los exámenes afectan a zonas sensibles como los oídos, la nariz, la garganta y las vías respiratorias, esta preparación adquiere especial importancia, tanto para la calidad de la atención como para la comodidad del paciente.

Uno de los primeros aspectos a tener en cuenta es la **higiene**. Antes de la consulta, es fundamental asegurarse de que el paciente cumple ciertas instrucciones de higiene, sobre todo para los exámenes de la cavidad nasal, la garganta o los oídos. Dado que estas zonas están especialmente expuestas a gérmenes y secreciones, un buen nivel de higiene reduce el riesgo de infecciones cruzadas y facilita el examen del otorrinolaringólogo. Por ejemplo, durante una otoscopia, se recomienda que los conductos auditivos estén limpios para evitar cualquier obstrucción que pudiera dificultar la evaluación del tímpano o del oído medio. Si el paciente tiene acumulaciones de cerumen o impurezas, el asistente o la enfermera pueden intervenir para limpiar suavemente los oídos antes del examen, utilizando métodos no invasivos como la irrigación del oído o el uso de productos adecuados para disolver los tapones de cerumen.

En los casos en que el otorrinolaringólogo tenga que explorar las fosas nasales o la faringe, es esencial que el paciente siga unas instrucciones específicas de higiene bucal. Por ejemplo, antes de una consulta relacionada con la garganta o la laringe, se recomienda a los pacientes que se enjuaguen bien la boca y eviten ingerir alimentos que puedan dejar residuos o alterar la exploración. Al mismo tiempo, para garantizar la salud y la seguridad del equipo sanitario y del paciente, también es esencial seguir protocolos estrictos de desinfección de manos e instrumental, sobre todo en las exploraciones que requieren un contacto directo con las mucosas de la nariz o la boca.

El otro aspecto crucial de esta preparación se refiere a **la comodidad** del paciente. En ORL, algunas exploraciones pueden resultar incómodas o incluso causar aprensión a los pacientes. Por ejemplo, la utilización de un fibroscopio para explorar las vías respiratorias o la nariz puede causar molestias, aunque la exploración sea generalmente indolora. Por eso es importante preparar al paciente para minimizar las molestias y ponerlo en las mejores condiciones posibles. En este sentido, el papel de la enfermera o del asistente es fundamental. Comienza explicando al paciente en qué consiste la exploración que se le va a realizar, qué va a ocurrir y cómo se puede sentir durante el proceso. Esta comunicación previa, combinada con una actitud tranquilizadora, ayuda a reducir la ansiedad del paciente y a que se muestre más colaborador durante la consulta.

La comodidad también depende de la **posición** en la que esté sentado el paciente. Según el tipo de exploración, es fundamental que el paciente esté correctamente colocado para facilitar el trabajo del médico y garantizar al mismo tiempo su propio bienestar. Por ejemplo, durante una otoscopia, el paciente debe estar sentado de forma que su cabeza esté ligeramente inclinada hacia el oído que se va a examinar, lo que permite al médico un acceso óptimo al conducto auditivo. Para los exámenes de la nariz o la garganta, como la fibroscopia nasal o la laringoscopia, el paciente suele instalarse en una posición semisentada, con la cabeza bien apoyada, para permitir una buena visualización de las estructuras que deben examinarse y garantizar al mismo tiempo la máxima comodidad.

Para las exploraciones más invasivas o potencialmente desagradables, como la fibroscopia, suelen tomarse precauciones adicionales para garantizar la comodidad del paciente. Puede aplicarse un anestésico local en forma de aerosol para insensibilizar la zona que se va a explorar, en particular la mucosa nasal o la garganta. Esta medida reduce considerablemente las molestias que siente el paciente y garantiza que la exploración se realice en buenas condiciones. El auxiliar de enfermería o la enfermera suelen encargarse de esta fase, administrando el anestésico local y asegurándose de que el paciente esté bien preparado antes de que el médico lleve a cabo la exploración.

Además de los aspectos técnicos, la preparación de los pacientes para las consultas de ORL también implica una dimensión **psicológica**. Muchos pacientes pueden sentir aprensión, o incluso miedo, antes de someterse a exámenes en zonas tan sensibles como la garganta o los oídos. Estos temores pueden estar relacionados con experiencias desagradables anteriores o con el desconocimiento de los procedimientos médicos que se van a realizar. Por eso es esencial que el personal sanitario adopte una actitud tranquilizadora y cariñosa, dedicando tiempo a escuchar las preocupaciones de los pacientes, responder a sus preguntas y tranquilizarles sobre el procedimiento. La empatía desempeña aquí un papel clave, ya que permite a los pacientes sentirse comprendidos y apoyados, lo que contribuye a reducir su ansiedad.

También es importante crear un ambiente tranquilo y relajante en la sala de consulta. Pequeños gestos como asegurarse de que la sala esté bien caldeada, que la iluminación sea adecuada y que el ambiente propicie la relajación pueden marcar una gran diferencia en la experiencia del paciente. Estos elementos, aunque sutiles, contribuyen a su bienestar general y ayudan a reducir el estrés, promoviendo así una mejor cooperación durante el examen.

○ Recogida de datos preliminares (historia clínica simplificada, parámetros vitales)

La recogida de datos preliminares es una etapa crucial en la atención a un paciente ORL. Es un momento clave que permite al equipo asistencial recabar información esencial sobre el estado de salud del paciente antes de una consulta o una operación. Este proceso, que incluye la realización de una anamnesis simplificada y la toma de parámetros vitales, sienta las bases para evaluar el estado general del paciente, orientar al médico en su diagnóstico y adaptar la atención a las necesidades individuales. Aunque esta etapa pueda parecer rutinaria, desempeña un papel decisivo en la seguridad y eficacia de la asistencia, ya que proporciona una visión global del estado del paciente, permite anticipar posibles complicaciones y personalizar la asistencia.

**La anamnesis simplificada** es la primera parte de la recogida de datos. Se trata de una entrevista rápida pero estructurada que recoge información esencial sobre la historia clínica del paciente, sus síntomas actuales y sus antecedentes médicos. La historia clínica simplificada de ORL suele centrarse en preguntas relacionadas con síntomas específicos que presenta el paciente, como dolor de oído, dificultades respiratorias, pérdida de audición, vértigo o trastornos de la voz. El objetivo es comprender la naturaleza y la evolución de estos síntomas: cuándo empezaron, si son constantes o intermitentes y qué factores los agravan o alivian. Esta información puede utilizarse para orientar futuros exámenes e identificar rápidamente las áreas que deben investigarse más a fondo.

Por ejemplo, en el caso de un paciente que presente dolor de oído, la historia clínica mostrará si el dolor se acompaña de síntomas como pérdida de audición, secreción o mareos, que podrían apuntar a otitis media, otitis externa u otra patología del oído. Del mismo modo, si un paciente se queja de dificultades respiratorias, el personal de enfermería puede hacer preguntas sobre la frecuencia de los síntomas, la existencia de factores desencadenantes como alergias, o la presencia de hemorragias nasales, que podrían indicar una sinusitis crónica, una desviación del tabique nasal o pólipos nasales.

Además de los síntomas actuales, el historial debe incluir **preguntas sobre los antecedentes médicos** del paciente. Es esencial saber si el paciente se ha sometido alguna vez a una operación en el área ORL, si padece enfermedades crónicas como asma, problemas cardíacos o alergias, o si toma medicación con regularidad. Esta información es importante porque puede influir en el tratamiento u orientar la elección del procedimiento. Por ejemplo, un paciente con antecedentes de cirugía de los senos paranasales o de las cuerdas vocales puede requerir una atención especial durante los exámenes o procedimientos, debido al riesgo de complicaciones relacionadas con adherencias o cicatrices internas. Del mismo modo, un paciente que tome anticoagulantes o padezca trastornos de la coagulación necesita una vigilancia adicional, sobre todo si se planea un procedimiento invasivo como una biopsia o una cirugía menor.

**La recogida de parámetros vitales** es otro componente esencial de esta fase preliminar. Los parámetros vitales, que incluyen la temperatura, la tensión arterial, la frecuencia cardiaca, la frecuencia respiratoria y la saturación de oxígeno, proporcionan una visión inmediata del estado general del paciente. Estas mediciones sencillas pero cruciales permiten detectar precozmente anomalías que podrían indicar un problema subyacente más grave. Por ejemplo, un aumento de la temperatura puede sugerir una infección activa, lo que podría afectar al tratamiento del paciente, sobre todo si va a someterse a una operación. Una frecuencia respiratoria anormalmente alta o una saturación de oxígeno reducida pueden indicar dificultades respiratorias, posiblemente relacionadas con una obstrucción de las vías respiratorias superiores, como en el caso de una amigdalitis grave o una laringitis obstructiva.

La **tensión arterial** y la **frecuencia cardiaca** también proporcionan información valiosa sobre la estabilidad hemodinámica del paciente. Una tensión arterial demasiado alta (hipertensión) puede suponer riesgos adicionales en caso de intervención quirúrgica, al aumentar las posibilidades de hemorragia durante la operación. A la inversa, una tensión arterial baja podría indicar debilidad o deshidratación, lo que requiere una atención adecuada antes de cualquier operación. La frecuencia cardiaca, por su parte, se utiliza para evaluar la función cardiovascular del paciente y detectar cualquier trastorno del ritmo cardiaco que pudiera influir en la elección de los fármacos administrados.

En algunos casos, en función de los síntomas descritos por el paciente, pueden realizarse otros exámenes preliminares para enriquecer estos datos. Por ejemplo, antes de la consulta con el otorrinolaringólogo puede realizarse una evaluación **auditiva** mediante una prueba de audiometría, para medir objetivamente la capacidad auditiva del paciente y detectar signos de sordera o hipoacusia parcial. Del mismo modo, como parte de una consulta por problemas respiratorios, podría realizarse una **evaluación** espirométrica **de la respiración**, para medir la capacidad respiratoria del paciente e identificar cualquier obstrucción en las vías respiratorias.

La recopilación de datos preliminares también ayuda a **preparar** mentalmente **al paciente** para la consulta. Al tomarse el tiempo necesario para hablar de los síntomas y hacer preguntas sobre sus antecedentes, el equipo sanitario establece un vínculo de confianza con el paciente, que se siente escuchado y atendido. Este diálogo también permite a los pacientes comprender mejor cómo se desarrollará la consulta, hacer preguntas sobre sus preocupaciones y expresar sus expectativas respecto a la atención que van a recibir.

- **Asistencia en las consultas**

  ◦ Acompañamiento del médico durante las exploraciones (otoscopia, nasofibroscopia, laringoscopia).

Acompañar al médico durante las exploraciones otorrinolaringológicas, como la otoscopia, la nasofibroscopia y la laringoscopia, es una parte crucial de la atención al paciente. El auxiliar de enfermería y la enfermera desempeñan un papel indispensable en este proceso, garantizando que cada etapa se desarrolle sin problemas y creando las condiciones óptimas para la realización de los exámenes. Su participación no sólo garantiza que el médico pueda concentrarse plenamente en el examen diagnóstico, sino también que el paciente sea atendido en un entorno tranquilizador y seguro.

**La otoscopia**, que es la exploración del oído mediante un otoscopio, permite ver el conducto auditivo externo y el tímpano para detectar anomalías como infecciones, tapones de cerumen o perforaciones timpánicas. Durante la exploración, el celador o la enfermera preparan primero al paciente poniéndole cómodo en un sillón de exploración, con la cabeza inclinada para facilitar el acceso al oído que se va a examinar. El papel de la persona que acompaña al paciente es también tranquilizarle, sobre todo si experimenta dolor o dificultades auditivas. Es esencial explicar brevemente en qué consiste la otoscopia, haciendo hincapié en que el examen es indoloro, pero que puede sentirse una ligera presión en el conducto auditivo externo.

El auxiliar de enfermería se asegura de que el otoscopio y los espéculos auriculares estén listos y correctamente esterilizados. En función de la observación inicial, también puede ser necesario limpiar suavemente el conducto auditivo externo, sobre todo si hay cerumen o restos que impidan una buena visualización del tímpano. Durante la exploración, el asistente se asegurará de que el paciente permanezca quieto y relajado, evitando movimientos bruscos que puedan comprometer la calidad de la exploración o causar molestias. También puede ayudar al médico ajustando la iluminación o manteniendo la cabeza del paciente en la posición correcta para optimizar el ángulo de visión.

Durante la **nasofibroscopia**, un examen endoscópico que utiliza un fibroscopio para ver el interior de la cavidad nasal, los senos paranasales y las vías respiratorias superiores, el papel del asistente sanitario es igual de esencial. Esta exploración, que consiste en introducir por la nariz un tubo delgado y flexible provisto de una cámara, puede causar cierta incomodidad o ansiedad en el paciente, sobre todo por las molestias asociadas a la introducción del fibroscopio en las fosas nasales. Antes de la exploración, el asistente sanitario se asegura de que el equipo esté preparado y desinfectado, y de que se aplique un anestésico local en forma de aerosol para insensibilizar la mucosa nasal del paciente. Este anestésico ayuda a minimizar las molestias y facilita la inserción del fibroscopio.

El apoyo al paciente es especialmente importante en este caso, ya que la nasofibroscopia puede resultar intimidatoria. Por lo tanto, el asistente debe tomarse el tiempo necesario para explicar el procedimiento, asegurando al paciente que, aunque el examen puede ser ligeramente desagradable, es rápido e indoloro. Durante la exploración, el asistente sanitario permanecerá junto al paciente para garantizar su comodidad, pedirle que permanezca relajado y, si es necesario, ajustar su posición para facilitar la inserción del fibroscopio. Si el paciente muestra signos de ansiedad, el asistente sanitario adoptará una actitud tranquilizadora, manteniendo un contacto visual tranquilizador o guiando la respiración del paciente para evitar tensiones.

Durante una **laringoscopia**, examen que permite visualizar las cuerdas vocales y la laringe, la asistencia del médico es tanto técnica como relacional. El paciente suele estar sentado en posición semisentada, con la cabeza ligeramente inclinada hacia atrás. Antes de la exploración, a menudo es necesario administrar un spray anestésico en la garganta para reducir los reflejos de deglución o tos que podrían interferir en la exploración. El celador o la enfermera preparan este anestésico local y se aseguran de que el paciente esté cómodo. Es importante explicar que, aunque la introducción del laringoscopio en la garganta puede causar molestias, el examen es breve y permite observar directamente las estructuras de la laringe para detectar cualquier anomalía, como nódulos, pólipos o tumores.

Durante la laringoscopia, el auxiliar de enfermería está atento a las reacciones del paciente, asegurándose de que permanece relajado y bien colocado. También puede ayudar al médico ajustando la fuente de luz o preparando instrumentos adicionales si se requiere un procedimiento más complejo, como una biopsia. El celador también se asegura de que todo el equipo esté al alcance del médico, para que el examen pueda desarrollarse sin problemas ni interrupciones.

En cada una de estas exploraciones -otoscopia, nasofibroscopia o laringoscopia- el apoyo del equipo asistencial al médico no se limita a una simple asistencia técnica. También se trata de crear un entorno de **confianza** y **apoyo** para el paciente, que a veces puede estar preocupado o sentirse incómodo ante las exploraciones invasivas. El auxiliar de enfermería **actúa como mediador** entre el paciente y el médico, facilitando la comunicación y asegurándose de que el paciente se sienta atendido, escuchado y tranquilizado. Esta dimensión humana es tan importante como los procedimientos técnicos, ya que contribuye a reducir la ansiedad del paciente, mejorar la cooperación y, en definitiva, garantizar que los exámenes se realicen en las mejores condiciones posibles.

  ◦ Ayudar al paciente a instalarse en las mejores condiciones posibles (posicionamiento, comodidad).

Colocar a los pacientes en las mejores condiciones posibles antes de una consulta o exploración de ORL es un paso fundamental que influye no sólo en la calidad de la atención, sino también en la experiencia general del paciente. La colocación y la comodidad del paciente son esenciales para garantizar que las exploraciones se desarrollen sin problemas, ya se trate de una otoscopia, una fibroscopia nasal, una laringoscopia o un procedimiento más complejo. Una colocación adecuada facilita el acceso a las zonas que se van a examinar, al tiempo que reduce la incomodidad y la ansiedad del paciente, fomentando así una mayor cooperación. El papel del asistente en esta fase es crucial, ya que debe asegurarse de que el paciente esté físicamente bien colocado y psicológicamente tranquilo, garantizando así un entorno propicio para la calidad y la eficacia de la asistencia.

**La colocación del paciente** es el primer paso de la preparación. Cada exploración ORL requiere una posición específica que permita al médico un acceso óptimo a los oídos, la nariz o la garganta, en función de la naturaleza de la exploración. Por ejemplo, para una **otoscopia**, el paciente debe instalarse sentado, con la cabeza ligeramente inclinada hacia delante o hacia un lado, para facilitar el acceso al oído que se va a examinar. El asistente se asegurará de que esta posición sea cómoda para el paciente, garantizando al mismo tiempo una inmovilidad suficiente durante el examen. Es importante que la cabeza esté bien apoyada y que no se obligue al paciente a mantener una posición incómoda durante mucho tiempo. Para conseguirlo, el auxiliar de enfermería puede ajustar la silla o la cama de exploración y asegurarse de que el paciente esté bien sentado antes de que empiece el médico.

En el caso de exploraciones más complejas, como la **fibroscopia nasal** o la **laringoscopia**, la posición del paciente resulta aún más esencial. Estas exploraciones suelen requerir una posición semisentada, con la cabeza erguida o ligeramente inclinada hacia atrás para poder introducir instrumentos como el fibroscopio o el laringoscopio. El auxiliar de enfermería desempeña aquí un papel clave, ajustando la silla o la cama de exploración a la altura ideal para que el médico pueda trabajar con facilidad. También se asegura de que el cuello del paciente esté correctamente alineado, sin tensión excesiva, ya que una posición incorrecta puede dificultar la exploración y aumentar las molestias. Además, es esencial asegurarse de que el paciente esté relajado, ya que cualquier tensión no sólo puede complicar el examen, sino también amplificar las sensaciones de incomodidad.

Además de la colocación, la **comodidad** del paciente es otro aspecto vital de la instalación. Algunas exploraciones ORL, aunque no son dolorosas, pueden causar incomodidad o aprensión en el paciente. Es el caso, por ejemplo, de una fibroscopia, en la que el paso del fibroscopio por las fosas nasales puede provocar sensaciones desagradables. El auxiliar de enfermería debe asegurarse de que el paciente no sólo esté cómodo, sino también preparado para esta sensación. Antes de iniciar la exploración, es práctica habitual administrar un anestésico local en forma de spray para insensibilizar la zona y minimizar las molestias. El asistente sanitario, en colaboración con el médico, aplica este spray y se asegura de que el paciente sienta sus efectos antes de que comience la exploración.

Además de los aspectos técnicos, el auxiliar de enfermería también desempeña un papel importante **en el control de la ansiedad** del paciente. Muchos pacientes pueden sentirse estresados o preocupados por someterse a una exploración otorrinolaringológica, sobre todo si implica el uso de instrumentos endoscópicos o procedimientos invasivos. Estableciendo una relación de confianza, el auxiliar sanitario puede contribuir en gran medida a disipar esos temores. Para ello, debe comunicarse de forma afectuosa y tranquilizadora, explicar con calma cómo se va a realizar la exploración y responder a las preguntas del paciente. Por ejemplo, antes de una laringoscopia, el asistente sanitario puede explicar al paciente que es normal sentir un poco de incomodidad, pero que la exploración es rápida e indolora gracias al uso de anestesia local. Este tipo de información, transmitida con empatía, ayuda al paciente a comprender mejor lo que va a ocurrir y a prepararse mentalmente, reduciendo así sus niveles de ansiedad.

El auxiliar asistencial también se asegura de que el entorno sea **cómodo** y esté adaptado a las necesidades del paciente. Esto incluye detalles como ajustar la temperatura de la habitación, ofrecer cojines para apoyar la espalda o el cuello y asegurarse de que el paciente dispone de espacio suficiente para sentirse a gusto. Si la exploración es larga o si el paciente tiene necesidades específicas (ancianos, embarazadas, personas con discapacidad), el asistente sanitario debe estar atento a todas estas variables y adaptar la configuración en consecuencia. Un paciente bien sentado y relajado no sólo está más cómodo, sino que también es más probable que colabore plenamente durante la exploración, lo que facilita el trabajo del médico y mejora la calidad del diagnóstico.

Una vez finalizado el examen, el asistente sanitario permanece atento a cómo se siente el paciente y le ayuda a recolocarse si es necesario. Por ejemplo, después de una fibroscopia, algunos pacientes pueden sentir un ligero mareo o molestias temporales debidas a la anestesia local. En estas situaciones, el asistente sanitario ayudará suavemente al paciente a recolocarse de forma segura y se asegurará de que se sienta cómodo antes de abandonar la sala de exploración.

○    Preparar el equipo necesario para las exploraciones
**La preparación del equipo necesario para las investigaciones** otorrinolaringológicas es un paso fundamental en el proceso de atención al paciente. Antes de cada consulta o procedimiento, es esencial que el auxiliar asistencial y el enfermero se aseguren de que todo el equipo está listo, es funcional y adecuado para el examen previsto. Una buena preparación garantiza que el otorrinolaringólogo pueda realizar el examen en condiciones óptimas, sin interrupciones ni retrasos, velando al mismo tiempo por la seguridad y la comodidad del paciente. Esta etapa requiere una atención rigurosa a los detalles, ya que un instrumento que falte o esté mal preparado puede complicar el examen o afectar a la calidad de la atención.

La elección y la preparación del material varían en función del tipo de examen que se vaya a realizar, ya sea otoscopia, nasofibroscopia, laringoscopia o audiograma. **Cada instrumento debe estar listo, esterilizado y en perfecto estado de funcionamiento**, lo que requiere no sólo un buen conocimiento del equipo, sino también una organización meticulosa del espacio de trabajo.

Para una **otoscopia**, por ejemplo, que es la exploración básica para explorar el conducto auditivo externo y el tímpano, el celador debe preparar un **otoscopio** con los accesorios adecuados, como **espéculos auriculares** de distintos tamaños, para adaptarlo al oído del paciente, ya sea niño o adulto. El otoscopio debe limpiarse y desinfectarse antes de cada uso para garantizar la higiene y evitar infecciones cruzadas. Además, se necesita una fuente de luz bien ajustada para una visualización óptima del conducto auditivo. El auxiliar de cuidados también se asegura de tener a mano otros equipos en caso necesario, como unas pequeñas pinzas o una jeringa de agua si es necesario retirar un tapón de cerumen o limpiar suavemente el oído antes de la exploración.

Durante una **nasofibroscopia**, que permite ver el interior de la cavidad nasal y los senos paranasales mediante un fibroscopio, la preparación del equipo es aún más técnica. El **fibroscopio**, un instrumento flexible provisto de una cámara, debe desinfectarse cuidadosamente siguiendo estrictos protocolos de esterilización. El celador o la enfermera también preparan los **aerosoles anestésicos locales**, que se aplicarán en las fosas nasales para insensibilizar las mucosas y reducir las molestias del paciente durante la exploración. El otorrinolaringólogo debe poder acceder fácilmente a este equipo para que el examen pueda realizarse sin interrupciones. También es esencial que el sistema de visualización, a menudo una pantalla conectada al fibroscopio, funcione y esté correctamente colocado para que el médico pueda observar las imágenes captadas por la cámara en tiempo real. El celador también comprueba que el dispositivo de succión esté listo, por si es necesario eliminar secreciones nasales u otros fluidos que puedan obstruir la visión durante la exploración.

Para una **laringoscopia**, que consiste en examinar las cuerdas vocales y la laringe, el equipo necesario incluye el **laringoscopio** (ya sea rígido o flexible), así como dispositivos para la anestesia local de la garganta, a fin de que el examen resulte menos incómodo. El asistente debe asegurarse de que el laringoscopio está bien preparado, limpio y es funcional. Si se utiliza un laringoscopio rígido, puede ser necesario ajustar el equipo de iluminación, ya que una buena iluminación de las estructuras laríngeas es esencial para el éxito de la exploración. Además, el celador se asegurará de que haya cerca otros instrumentos complementarios, como pinzas quirúrgicas o tijeras, por si fuera necesario realizar un procedimiento menor (como una biopsia) durante la exploración.

Para las pruebas de audición, como la **audiometría**, que mide la capacidad auditiva del paciente, el asistente sanitario prepara el **audiómetro**, se asegura de que el equipo esté calibrado correctamente y de que los auriculares o cascos utilizados estén en perfecto estado de funcionamiento. El paciente debe colocarse en una cabina insonorizada para que los resultados no se vean alterados por ruidos externos. El asistente se asegurará de que el paciente esté cómodo y bien sentado, y de que las instrucciones para el examen se entiendan claramente antes de empezar. Es esencial que todo el equipo necesario se pruebe de antemano, para evitar cualquier mal funcionamiento durante el examen que pudiera comprometer los resultados.

Otro aspecto importante de la preparación del equipo se refiere a las medidas de **esterilización y desinfección**. Todos los instrumentos reutilizables, como el fibroscopio, el laringoscopio o el otoscopio, deben desinfectarse o esterilizarse rigurosamente según protocolos estrictos para evitar infecciones nosocomiales. El camillero o la enfermera desempeñan un papel clave en esta etapa, asegurándose de que cada instrumento se manipule con cuidado, se empaquete correctamente y esté listo para su uso con total seguridad. También es necesario comprobar que los instrumentos de un solo uso, como las puntas de fibroscopio o los espéculos auriculares, estén en cantidad suficiente y disponibles para cada paciente, y que se eliminen correctamente después de su uso.

Por último, la preparación del material también incluye la **gestión de los imprevistos**. Aunque cada exploración está planificada, a menudo es necesario realizar ajustes o procedimientos adicionales en función del estado del paciente o de los hallazgos realizados durante la exploración. Por ello, el camillero o la enfermera deben ser capaces de anticiparse a estas necesidades disponiendo de material adicional, como jeringuillas para la toma de muestras o compresas estériles, al tiempo que se mantienen flexibles y receptivos a las peticiones del médico.


- **Cuidados diarios**

  - Cuidados postoperatorios: gestión de apósitos y drenajes

Los cuidados postoperatorios en ORL son esenciales para garantizar una recuperación óptima de la cirugía. **La gestión de apósitos y drenajes desempeña** un papel fundamental en los cuidados cruciales que se prestan durante este periodo. Estos cuidados requieren una atención meticulosa, ya que ayudan a prevenir infecciones, favorecen una rápida cicatrización y ayudan a controlar cualquier complicación. El auxiliar de enfermería y la enfermera, en coordinación con el médico, son los responsables de que estos dispositivos se mantengan en condiciones idóneas, permitiendo al paciente recuperarse en las mejores condiciones posibles.

**La gestión de los apósitos** es una parte esencial de los cuidados postoperatorios diarios. Tras una intervención de ORL, ya sea en los senos paranasales, la garganta, las orejas o el cuello, se suele aplicar un apósito para proteger la herida, absorber el exudado y prevenir la infección. El papel del celador o de la enfermera es vigilar estos apósitos, cambiarlos regularmente y asegurarse de que la herida esté limpia y seca. La frecuencia de los cambios depende del tipo de cirugía, del estado de la herida y de las instrucciones del médico. Es fundamental seguir un protocolo estricto a la hora de cambiar los apósitos para minimizar el riesgo de infección.

Durante esta fase, es fundamental crear un **entorno estéril**. Antes de cambiar el apósito, el asistente sanitario debe lavarse bien las manos, llevar guantes estériles y asegurarse de que todo el material utilizado, como compresas, tiritas y soluciones antisépticas, esté perfectamente limpio. El apósito anterior debe retirarse con suavidad para no interrumpir el proceso de cicatrización ni causar dolor innecesario al paciente. Al mismo tiempo, la enfermera o el celador observan la herida para detectar cualquier signo de infección, como enrojecimiento, secreción purulenta u olor anormal. Se presta especial atención a la presencia de edema o aumento del dolor, signos que pueden indicar una posible complicación que requiera intervención médica.

El postoperatorio, y en particular el cuidado de los apósitos, es también **un** momento en el que entra en juego **la educación del paciente**. Una parte importante del trabajo del cuidador consiste en informar al paciente (o a sus familiares) sobre cómo vigilar la herida una vez de vuelta en casa, especialmente si los cuidados van a continuar tras el alta. Los pacientes deben saber cuándo y cómo cambiar el apósito, a qué señales de alarma deben estar atentos y cómo prevenir las infecciones. Esta transmisión de información, junto con el apoyo emocional, ayuda a tranquilizar a los pacientes en su gestión diaria de la herida postoperatoria.

Otro aspecto central de los cuidados postoperatorios de ORL **es la gestión de los drenajes**. Los drenajes suelen colocarse durante o después de la intervención para evacuar los líquidos que puedan acumularse cerca de la zona quirúrgica, como sangre, pus u otras secreciones. Su presencia reduce la presión en la zona operada y ayuda a prevenir hematomas e infecciones. En ORL, los drenajes pueden utilizarse después de una operación de cuello, como una tiroidectomía, o después de una operación importante de ganglios linfáticos, por ejemplo como parte del tratamiento del cáncer de cabeza y cuello.

La vigilancia y el mantenimiento de los desagües es una tarea delicada que requiere una gran vigilancia por parte del asistente. **Comprobar periódicamente que el drenaje funciona correctamente** es fundamental para garantizar la evacuación adecuada de los fluidos. Esto incluye comprobar el flujo de fluidos, su color y consistencia. Una disminución repentina del flujo o un cambio en el color de los fluidos (como una secreción repentina sanguinolenta o purulenta) pueden indicar un problema, por lo que debe informarse inmediatamente al médico. El cuidador también debe asegurarse de que los tubos de drenaje no estén bloqueados o doblados, lo que podría impedir que los fluidos drenaran correctamente y provocar complicaciones.

**El vaciado y la medición de los fluidos** drenados también son pasos importantes en la gestión de los drenajes. Según las instrucciones médicas, el auxiliar de enfermería debe vaciar periódicamente el depósito del drenaje y registrar la cantidad de líquido drenado, así como su aspecto. Esta información es esencial para controlar la evolución postoperatoria del paciente, ya que proporciona valiosos indicadores de recuperación o de cualquier signo de alarma.

Al mantener los drenajes, también es importante vigilar el **lugar de inserción del drenaje**. Al igual que con los apósitos, el lugar donde se inserta el drenaje en la piel debe limpiarse y desinfectarse cuidadosamente para evitar infecciones. El auxiliar de enfermería también debe asegurarse de que el drenaje esté bien sujeto para evitar desplazamientos o desgarros accidentales, que podrían causar dolor y complicar el proceso de curación.

Cuando llega el momento de retirar el drenaje, esta tarea suele llevarla a cabo el médico o la enfermera, pero el auxiliar de enfermería desempeña un papel de apoyo esencial preparando al paciente para esta etapa. Aunque la retirada del drenaje suele ser sencilla, puede ser una experiencia aterradora para el paciente. El auxiliar de enfermería está ahí para tranquilizar, explicar el procedimiento y asegurarse de que el paciente se encuentra en una posición cómoda. Tras la extracción, el lugar en el que se insertó el drenaje debe desinfectarse cuidadosamente y vigilarse para detectar cualquier complicación, como secreción persistente o infección.

○ Seguimiento de los pacientes después de la cirugía (hemorragia, dolor, infección)

**El seguimiento de los pacientes tras una operación de** otorrinolaringología es un paso fundamental para garantizar una recuperación sin complicaciones y una vuelta a la vida normal sin contratiempos. Tras una operación, ya sea de sinusitis, otorrinolaringología o cirugía de cabeza y cuello, las primeras horas y días son especialmente críticos. Durante este periodo, el equipo asistencial, en particular la enfermera y el auxiliar de enfermería, desempeñan un papel fundamental en el seguimiento de los pacientes, observando atentamente determinados signos clínicos que pueden indicar complicaciones postoperatorias. Los principales parámetros que hay que vigilar son **las hemorragias**, el **dolor** y los signos de **infección**, que son indicadores potenciales de problemas que requieren una intervención rápida.

Uno de los principales aspectos del seguimiento postoperatorio se refiere a la detección y el tratamiento de las **hemorragias**. Tras una intervención de ORL, es normal que el paciente presente ligeros rastros de sangre, sobre todo después de operaciones en la nariz, los senos paranasales o la garganta, pero esta hemorragia debe seguir siendo mínima. Sin embargo, las hemorragias excesivas o persistentes son signos de alarma que requieren atención inmediata. En caso de cirugía nasal, por ejemplo, tras una septoplastia o una intervención en los senos paranasales, el asistente sanitario estará atento a cualquier signo de hemorragia nasal abundante. Las hemorragias moderadas pueden controlarse con apósitos nasales o mechas, pero si el paciente sigue sangrando abundantemente, puede tratarse de una **epistaxis** grave (hemorragia nasal) que debe tratarse rápidamente para evitar una pérdida importante de sangre. La función del auxiliar sanitario no es sólo identificar este tipo de hemorragia, sino también ponerse rápidamente en contacto con el médico para que pueda intervenir, garantizando mientras tanto la comodidad y seguridad del paciente.

En el caso de una operación de garganta, como una amigdalectomía, el control de la hemorragia es igual de crucial. Las hemorragias postoperatorias de la garganta pueden provocar complicaciones más graves, como dificultades respiratorias o aspiración de sangre. Por ello, el auxiliar de enfermería vigila de cerca la boca, la faringe y los esputos del paciente, asegurándose de que no haya abundantes restos de sangre. El sangrado de las vías respiratorias requiere una intervención rápida, ya que puede comprometer la respiración y poner en peligro la vida del paciente.

**El dolor**, otro parámetro esencial que hay que vigilar, es parte integrante del proceso postoperatorio. Aunque el dolor es de esperar después de una intervención quirúrgica, debe gestionarse bien para permitir que el paciente descanse y se recupere eficazmente. El equipo sanitario debe evaluar periódicamente el nivel de dolor del paciente utilizando escalas de dolor adecuadas, como la escala visual analógica (EVA) o escalas específicas para niños o pacientes con dificultades de comunicación. En función de los resultados, pueden administrarse los analgésicos prescritos por el médico, y el paciente debe ser reevaluado después de cada dosis para asegurarse de que el dolor está bajo control.

**El dolor persistente o intenso** a pesar de la medicación puede ser signo de una complicación subyacente, como una infección, un hematoma o una hemorragia interna, y debe comunicarse inmediatamente al médico. En algunos casos, el dolor también puede estar localizado en una zona concreta, por ejemplo alrededor de la cicatriz quirúrgica o en una zona vecina. Es fundamental tener en cuenta la localización, la intensidad y la evolución del dolor para identificar cualquier signo de alarma. El auxiliar de enfermería desempeña un papel clave, no sólo administrando tratamientos analgésicos, sino también observando la evolución de los síntomas dolorosos y comunicándose regularmente con el paciente para evaluar su comodidad.

La vigilancia de los signos de **infección** es también una parte fundamental de los cuidados postoperatorios. Tras una intervención quirúrgica, el riesgo de infección está siempre presente, y es esencial detectar precozmente cualquier signo de que se esté desarrollando una infección. Los cuidadores y el personal de enfermería deben comprobar periódicamente **la temperatura corporal** del paciente, ya que la fiebre suele ser el primer signo de infección. Una temperatura elevada, combinada con otros síntomas como escalofríos, sudoración o sensación de malestar general, puede ser un indicador de una infección localizada o sistémica.

Además de la fiebre, debe vigilarse atentamente el aspecto de la **herida quirúrgica**. El enrojecimiento, la hinchazón, el calor o la presencia de una secreción purulenta alrededor de la cicatriz son signos evidentes de infección local. En este caso, el celador o la enfermera deben limpiar cuidadosamente la herida con soluciones antisépticas adecuadas e informar inmediatamente al médico de cualquier anomalía para que pueda iniciarse rápidamente el tratamiento antibiótico si es necesario. La detección precoz de una infección permite tratarla eficazmente antes de que se extienda o se agrave, sobre todo en zonas ORL sensibles como los senos paranasales, las amígdalas o los oídos.

**La función respiratoria** del paciente también es un indicador clave que hay que vigilar después de ciertas operaciones de ORL, sobre todo las que afectan a las vías respiratorias superiores, como las traqueostomías o las intervenciones en la laringe. Los cuidadores deben estar atentos a la frecuencia y la calidad de la respiración del paciente, asegurándose de que no haya dificultades respiratorias ni signos de obstrucción. Un paciente que tenga dificultades para respirar, que haga pausas en la respiración (apnea) o que parezca tener dificultades para hablar o tragar debe ser atendido inmediatamente. Estos síntomas pueden indicar edema u obstrucción postoperatoria de las vías respiratorias, que requieren una intervención médica rápida.

Además de estos parámetros clínicos, el auxiliar de enfermería desempeña un papel clave en el **bienestar psicológico** del paciente tras una operación. La comunicación regular con el paciente es esencial para evaluar no sólo su estado físico, sino también su estado emocional. Después de una operación, los pacientes pueden sentirse ansiosos, frustrados o inseguros sobre su recuperación. Adoptando un enfoque empático, escuchando las preocupaciones del paciente y tranquilizándole sobre el proceso de recuperación, el asistente sanitario puede ayudar a reducir el estrés y promover una recuperación más serena.

- ○ Cuidados específicos de ORL (asistencia en aspiraciones nasales, cuidados de traqueotomía)

**Los cuidados específicos en ORL (Otorrinolaringología)**, como la asistencia en las aspiraciones nasales y los cuidados de traqueostomía, son fundamentales para la atención al paciente. El objetivo de estos cuidados es mantener funciones esenciales como la respiración y prevenir complicaciones relacionadas con afecciones u operaciones que afecten a las vías respiratorias superiores. Requiere una especial pericia y atención a las necesidades individuales del paciente, ya que a menudo se asocia a procedimientos delicados o patologías complejas que pueden afectar significativamente a la calidad de vida. El auxiliar de enfermería y la enfermera desempeñan un papel clave en la prestación de estos cuidados, garantizando que sean eficaces y que el paciente se encuentre cómodo y seguro.

Uno de los tratamientos ORL más habituales **es la aspiración nasal**, que se utiliza para limpiar las vías respiratorias superiores de secreciones excesivas, sobre todo en pacientes que no pueden expulsar por sí mismos las secreciones nasales o traqueales. Este tratamiento suele ser necesario en niños pequeños que sufren rinitis o bronquiolitis, pero también en adultos con problemas respiratorios crónicos o tras una intervención quirúrgica nasal o de los senos paranasales. La aspiración nasal es especialmente importante para evitar la congestión de las vías respiratorias, que puede impedir la respiración, causar infecciones o provocar complicaciones postoperatorias.

Antes de realizar la aspiración, es fundamental que el celador o la enfermera preparen al paciente colocándolo en una posición adecuada, normalmente semisentado o con la cabeza ligeramente inclinada hacia atrás, para facilitar el acceso a las fosas nasales y evitar cualquier molestia. El auxiliar de enfermería también se asegura de que el equipo de aspiración esté listo y esterilizado, en particular el **catéter de aspiración**, que se introducirá en la fosa nasal para eliminar las secreciones. La aspiración debe ser suave y precisa, para no irritar la mucosa nasal ni provocar hemorragias. El auxiliar de enfermería tiene cuidado de utilizar la presión de succión correcta para no lesionar al paciente, al tiempo que se asegura de que las secreciones se eliminan eficazmente.

Este tratamiento también requiere una atención especial a **la comodidad psicológica** del **paciente**, ya que la aspiración nasal puede resultar incómoda e incluso aterradora, especialmente para los niños pequeños o las personas que sufren problemas respiratorios crónicos. El celador o la enfermera deben adoptar una actitud tranquilizadora, explicar el procedimiento al paciente o a sus padres y asegurarse de que la aspiración se realiza de forma rápida y eficaz para minimizar las molestias. Tras la aspiración, el asistente sanitario evalúa la respiración del paciente para asegurarse de que las vías respiratorias están despejadas y de que el paciente respira con mayor libertad. Si es necesario, se pueden realizar lavados nasales con suero fisiológico para diluir las secreciones y facilitar su posterior evacuación.

Otro ámbito específico de la ORL, a menudo más complejo y delicado, es el **tratamiento de los pacientes con traqueostomía**. La traqueostomía es una intervención quirúrgica que consiste en crear una abertura en la tráquea para que el paciente pueda respirar, a menudo sin pasar por la vía aérea superior. Este dispositivo se utiliza con frecuencia en pacientes con obstrucciones de las vías respiratorias superiores, apnea grave o que necesitan asistencia respiratoria prolongada tras una intervención quirúrgica importante en la laringe o la faringe.

El cuidado de la traqueostomía requiere una atención rigurosa, ya que es esencial tanto para mantener una respiración adecuada como para prevenir infecciones y otras complicaciones. El auxiliar de cuidados o la enfermera deben asegurarse en primer lugar de que la zona de la traqueostomía está limpia, sin signos de infección o inflamación. El lugar de la incisión, donde se inserta la cánula, debe limpiarse con soluciones antisépticas adecuadas para evitar la proliferación bacteriana. El apósito que rodea la traqueostomía también debe cambiarse con regularidad para evitar la acumulación de secreciones o humedad, que pueden favorecer la infección.

**El manejo de las secreciones traqueales** es un aspecto central del cuidado de los pacientes traqueostomizados. Al igual que ocurre con las aspiraciones nasales, a menudo es necesario eliminar regularmente las secreciones que se acumulan en la cánula traqueal para evitar la obstrucción de las vías respiratorias. La aspiración de secreciones a través de la cánula es un procedimiento técnico que debe realizarse con sumo cuidado, ya que una manipulación incorrecta puede provocar traumatismos en la tráquea o en las vías respiratorias inferiores. Los cuidadores deben utilizar equipos estériles y succionar con la presión adecuada para eliminar eficazmente las secreciones sin causar dolor ni molestias al paciente. También es esencial vigilar atentamente la cantidad y el aspecto de las secreciones, ya que cualquier cambio (secreciones más espesas, purulentas o sanguinolentas) puede ser un signo de infección u otra complicación.

**El cambio de la cánula traqueal**, aunque a menudo lo realiza un médico, es otro procedimiento en el que el cuidador puede participar prestando asistencia. Este cambio, que debe realizarse con regularidad para garantizar que la cánula siga siendo funcional y esté limpia, requiere un gran cuidado para minimizar el riesgo de complicaciones. El auxiliar de enfermería prepara el material estéril, tranquiliza al paciente y se asegura de que todo transcurra con normalidad y en las mejores condiciones higiénicas posibles.

Por último, la atención a los pacientes traqueostomizados no se limita a los procedimientos técnicos: también incluye **apoyo psicológico y educativo**. La traqueotomía, aunque permite mantener una respiración eficaz, puede ser fuente de ansiedad y frustración para los pacientes, sobre todo a la hora de hablar o comunicarse. Los cuidadores desempeñan un papel fundamental en el apoyo a los pacientes durante este periodo de adaptación, ayudándoles a comprender cómo cuidar de su traqueostomía y cómo gestionar los aspectos prácticos de la vida diaria con este dispositivo. Además, a menudo es necesaria una formación adecuada de los familiares del paciente, para que ellos también puedan intervenir en caso necesario, sobre todo después de que el paciente haya recibido el alta hospitalaria.

- **Controlar el estrés del paciente**

  ◦ Técnicas para tranquilizar a los pacientes antes y después del tratamiento

Tranquilizar al paciente antes y después de la atención es una parte esencial de la práctica de la Otorrinolaringología (ORL) y en todos los ámbitos de la asistencia sanitaria. El proceso asistencial, ya se trate de exploraciones diagnósticas, tratamientos o intervenciones quirúrgicas, puede despertar ansiedad, miedo e incertidumbre en muchos pacientes. Como cuidadores, los enfermeros y auxiliares sanitarios desempeñan un papel fundamental en la gestión de esta ansiedad, utilizando técnicas específicas para calmar y tranquilizar a los pacientes en cada fase de su atención. Estas técnicas, que combinan empatía, comunicación y gestos adecuados, contribuyen a crear un entorno de confianza y serenidad que favorece una mejor cooperación y una recuperación óptima.

El primer paso para tranquilizar a un paciente empieza **antes del tratamiento**. Desde el primer momento de contacto, la actitud del cuidador es decisiva para establecer un clima de confianza. Un enfoque cálido, una sonrisa y un tono de voz tranquilizador ayudan a relajar a los pacientes, que pueden sentirse vulnerables al entrar en un entorno médico. Esta primera impresión es crucial, ya que sienta las bases de una relación de confianza. La escucha activa también es esencial: dejar que los pacientes expresen sus temores, hagan preguntas o compartan sus dudas. Al adoptar una postura abierta y afectuosa, el cuidador demuestra que está atento a las necesidades emocionales del paciente, lo que puede reducir considerablemente la ansiedad.

**La comunicación clara y transparente** es una de las técnicas más eficaces para tranquilizar a los pacientes antes del tratamiento. Muchos pacientes sienten ansiedad ante las exploraciones o intervenciones simplemente porque no saben exactamente lo que va a ocurrir. Por eso es importante dedicar tiempo a explicar cada fase del procedimiento de forma sencilla y accesible, sin utilizar jerga médica que pueda aumentar los temores. Por ejemplo, si el paciente va a someterse a una nasofibroscopia, explicar con claridad que el fibroscopio es un pequeño tubo flexible provisto de una cámara y que, aunque el examen puede ser ligeramente incómodo, no será doloroso gracias a la anestesia local, ayuda a preparar al paciente y a reducir su aprensión. Al precisar la duración de la exploración, las sensaciones que puede experimentar el paciente y los objetivos del procedimiento, ayudamos al paciente a sentirse mejor informado y, por tanto, más dueño de la situación.

Además de la comunicación, la **gestión del entorno** desempeña un papel crucial en la reducción de la ansiedad antes de la atención. Un entorno tranquilo y relajante puede ayudar a los pacientes a sentirse más a gusto. Esto puede lograrse con gestos sencillos, como ajustar la iluminación, asegurarse de que la sala de exploración esté limpia y bien organizada u ofrecer al paciente una manta si es necesario para su comodidad. Estos pequeños detalles contribuyen a crear un espacio tranquilizador en el que los pacientes pueden relajarse.

**El contacto físico tranquilizador** también puede ser de gran ayuda para algunos pacientes. Poner suavemente la mano sobre el hombro o el brazo de un paciente, cuando sea apropiado, puede transmitir una sensación de confort y presencia afectuosa. El contacto humano en estos momentos vulnerables ayuda a reforzar la relación de confianza entre paciente y cuidador. Esto es especialmente eficaz antes de procedimientos más invasivos o que provocan ansiedad, como la laringoscopia o la colocación de drenajes, en los que el paciente puede sentirse especialmente estresado.

Una vez realizado el tratamiento, es igualmente **importante seguir tranquilizando al paciente** para que se sienta bien atendido. Esta fase posterior a los cuidados es crucial, ya que el paciente puede seguir sintiéndose ansioso, sobre todo si persisten las molestias o el dolor después del procedimiento. Una de las primeras cosas que hay que hacer es **tranquilizar al paciente asegurándole que el tratamiento va bien**. Después de un tratamiento como una aspiración nasal o una traqueotomía, el paciente puede preguntarse si todo ha ido bien o si hay riesgo de complicaciones. El cuidador puede dedicar unos minutos a explicar que el procedimiento ha ido según lo previsto, que no se ha detectado ninguna anomalía y que los cuidados posteriores están bien controlados. Esto ayuda a disipar cualquier preocupación residual.

En esta fase postoperatoria, **la evaluación y el tratamiento del dolor** desempeñan un papel esencial. Un paciente que experimenta dolor puede angustiarse rápidamente, sobre todo si no sabe si el dolor es normal o indica una complicación. Por ello, los cuidadores deben evaluar periódicamente el dolor del paciente y ofrecerle soluciones adecuadas, ya sea mediante medicación o consejos sobre cómo gestionar mejor las molestias (como cambiar de posición, aplicar frío o ajustar el vendaje). Además, explicar a los pacientes que se espera algo de dolor como parte de su recuperación, y que su intensidad disminuirá gradualmente, ayuda a tranquilizarlos sobre la evolución normal de su enfermedad.

**Animar y valorar a** los pacientes tras la atención también son herramientas poderosas para aumentar su confianza y bienestar. Felicitar a los pacientes por su cooperación durante la asistencia, recordarles que han gestionado bien la situación y animarles a seguir haciéndolo para favorecer su recuperación son gestos sencillos, pero que proporcionan un consuelo moral considerable. Esto es especialmente importante para los pacientes que han pasado por un procedimiento estresante o doloroso, ya que les permite sentirse activos e implicados en su propia recuperación.

Por último, el **apoyo psicológico** y la **preparación para el postratamiento** son esenciales para que los pacientes se sientan seguros cuando abandonen el hospital o la consulta del médico. Es importante responder a todas sus preguntas sobre los cuidados en casa, los signos a los que deben estar atentos y las recomendaciones para la convalecencia. Un paciente bien informado y preparado tiene menos probabilidades de sentirse ansioso por su estado en casa. El cuidador también puede ofrecer un seguimiento estrecho para asegurarse de que todo va bien, explicando al paciente que siempre puede volver o llamar si tiene alguna duda o se siente incómodo.

- ○ El papel psicológico del asistente: apoyo moral, comunicación y escucha

**El papel psicológico del auxiliar de enfermería** en un entorno médico, y en particular en ORL, es tan crucial como sus competencias técnicas. No se limita a la administración de cuidados físicos, sino que abarca también un aspecto fundamental: el **apoyo moral**, la **comunicación** y la **escucha activa** de los pacientes. Estas dimensiones, a menudo invisibles, son sin embargo esenciales para ayudar a los pacientes a superar la ansiedad, el miedo y el malestar asociados a la enfermedad o al tratamiento médico. Los cuidadores son a menudo el primer punto de contacto del paciente, y esta relación especial desempeña un papel decisivo en la calidad de la experiencia asistencial.

**El apoyo moral** es un componente clave de la atención al paciente. Ante una afección otorrinolaringológica, ya sea una enfermedad leve o una afección más grave que requiera cirugía, el paciente puede sentirse vulnerable, ansioso o desamparado. Este sentimiento se ve acentuado por la propia naturaleza de las enfermedades ORL, que afectan a funciones esenciales como la audición, la respiración y el habla. Estas funciones están íntimamente ligadas a la comunicación y la interacción social, y su deterioro puede causar un malestar psicológico importante.

En este contexto, el papel del cuidador es ofrecer **un apoyo emocional** constante. No se trata simplemente de tranquilizar al paciente con palabras tranquilizadoras, sino de crear un entorno de confianza en el que el paciente se sienta comprendido y atendido. Este apoyo moral puede adoptar diferentes formas: escuchar las preocupaciones del paciente, darle información sobre el próximo tratamiento o simplemente estar presente a su lado para disipar sus temores. Esta presencia benévola ayuda al paciente a sentirse menos solo ante su enfermedad y a aceptar mejor los cuidados que necesita recibir.

**La escucha activa** es otro aspecto fundamental del papel psicológico del cuidador. En un entorno hospitalario en el que los pacientes pueden sentirse perdidos o ansiosos, saber que tienen a alguien con quien hablar, alguien que se tomará el tiempo de escuchar sin juzgar, tiene un valor incalculable. Escuchar activamente significa prestar atención no sólo a las palabras, sino también a las emociones del paciente. Significa acoger sus preocupaciones sin minimizarlas, reconocer la validez de sus sentimientos y permitirles expresarse libremente. Esto ayuda al paciente a aliviar parte de su estrés y a sentirse tomado en consideración.

Esto es especialmente importante para los pacientes sometidos a cirugía o tratamientos complejos, como los que necesitan una traqueotomía o rehabilitación tras una operación de las cuerdas vocales. Estos pacientes pueden sentirse aislados o incluso frustrados por su incapacidad temporal o prolongada para comunicarse con normalidad. Al escuchar atentamente, el cuidador permite al paciente verbalizar sus emociones, expresar sus miedos o frustraciones y obtener respuestas a sus preguntas, incluso cuando se trata simplemente de ofrecerle un espacio en el que expresar sus preocupaciones. Al escuchar activamente, el auxiliar de enfermería refuerza la relación de confianza y contribuye a reducir la ansiedad del paciente.

Además de la escucha, **la comunicación** es un pilar fundamental del papel del cuidador. La forma en que el cuidador se comunica con el paciente tiene un impacto directo en el bienestar psicológico de éste. La comunicación debe ser clara, honesta y afectuosa. Es esencial dar al paciente información precisa sobre sus cuidados, explicarle los cuidados que se le van a prestar y responder a sus preguntas de forma accesible. Los asistentes sanitarios también deben procurar adaptar su discurso al nivel de comprensión del paciente, sobre todo en el caso de ancianos, niños o pacientes con problemas cognitivos.

Una buena comunicación ayuda a **disipar los temores** asociados a la atención médica. Por ejemplo, un paciente que va a someterse a una fibroscopia puede estar muy ansioso por el examen. Dedicando tiempo a explicar en qué consiste el procedimiento y cómo se llevará a cabo, y dejando claro que se hará todo lo posible por minimizar las molestias del paciente, el asistente sanitario ayuda a reducir el estrés y a fomentar una mayor cooperación. Además, el asistente sanitario debe estar atento a la comunicación no verbal del paciente, ya que a veces éste puede expresar emociones o necesidades sin verbalizarlas claramente. Una mirada, una postura o una respiración acelerada pueden ser signos de ansiedad o dolor, y es importante responder a estas señales con empatía.

El papel psicológico del asistente asistencial también se manifiesta tras los cuidados o las operaciones. El periodo postoperatorio o de convalecencia puede ser difícil para los pacientes, sobre todo si tienen que hacer frente al dolor, a limitaciones físicas o a cambios en su vida cotidiana. La presencia del auxiliar de enfermería **ayuda a apoyar al paciente durante este periodo de rehabilitación**. Se aseguran de que los pacientes entiendan las recomendaciones médicas, sepan cómo gestionar los cuidados domiciliarios (como vendajes o drenajes) y se sientan respaldados en su proceso de recuperación. Este apoyo continuo es esencial para ayudar a los pacientes a mantener una actitud positiva y superar cualquier reto que puedan encontrar.

# Capítulo 3

# La gestión de las patologías ORL

- **Trastornos del oído**
  - ◦ Infecciones de oído, perforación timpánica, vértigo, sordera: comprender y prestar apoyo

Las afecciones del oído, como **la otitis**, la **perforación timpánica**, el **vértigo** y la **sordera**, plantean retos tanto médicos como humanos a pacientes y cuidadores. En otorrinolaringología (ORL), es esencial no sólo entender estas afecciones desde un punto de vista médico, sino también apoyar a los pacientes de forma holística, teniendo en cuenta las repercusiones físicas y psicológicas de estos trastornos. Estas afecciones repercuten directamente en funciones fundamentales como la audición, el equilibrio y la comunicación, y pueden afectar gravemente a la calidad de vida de los pacientes. Al proporcionar apoyo y orientación, los cuidadores desempeñan un papel clave a la hora de ayudar a los pacientes a afrontar los retos que plantean estas afecciones.

**Las infecciones de oído** son una de las enfermedades del oído más comunes, sobre todo en niños pequeños, pero pueden afectar a personas de todas las edades. Existen varios tipos, como la otitis externa (infección del conducto auditivo externo) y la otitis media (infección del oído medio, detrás del tímpano). La otitis puede causar dolor intenso, fiebre, pérdida temporal de audición y, en algunos casos, secreción del oído. En los niños, también puede alterar el sueño y la alimentación. Cuando se vuelve recurrente o crónica, la otitis puede tener consecuencias a largo plazo para la audición.

El apoyo a los pacientes que padecen infecciones de oído, sobre todo los niños y sus padres, se basa en un enfoque a **la vez tranquilizador e informativo**. El cuidador desempeña un papel crucial a la hora de explicar el curso de la enfermedad, la necesidad de un tratamiento adecuado (normalmente antibióticos o antiinflamatorios) y la vigilancia para detectar signos de complicaciones. Es importante un seguimiento cuidadoso, porque una otitis no tratada o mal tratada puede dar lugar a complicaciones más graves, como la perforación del tímpano o la otitis crónica. Proporcionar consejos prácticos para aliviar el

84

dolor de oído, como aplicar compresas calientes o elevar la cabeza mientras se duerme, también puede mejorar la comodidad del paciente.

**La perforación timpánica**que , puede ser consecuencia de una otitis no tratada, un traumatismo o una presión excesiva (como al bucear o volar), es otra afección del oído que puede tener un impacto significativo en la audición. La perforación del tímpano suele provocar una pérdida temporal de audición y puede ir acompañada de secreciones y dolor. En algunos casos, el tímpano se cierra de forma natural, pero en otros puede ser necesaria una intervención quirúrgica para reparar la membrana timpánica (miringoplastia).

Ayudar a los pacientes con perforación timpánica requiere **una escucha atenta** y una **comunicación clara**. Muchos pacientes están preocupados por la pérdida de audición y la posibilidad de una intervención quirúrgica. El papel del auxiliar de enfermería es tranquilizar, explicando que la mayoría de las perforaciones pueden repararse y que un tratamiento rápido puede restablecer a menudo la audición normal. En el periodo postoperatorio, el auxiliar de enfermería se encarga de gestionar los cuidados, como mantener los apósitos de los oídos y vigilar que no haya signos de infección, al tiempo que se asegura de que el paciente se sienta apoyado durante todo el proceso de recuperación.

**El vértigo** es un trastorno del oído interno asociado a menudo a problemas de equilibrio. Puede estar causado por diversas afecciones, como la enfermedad de Meniere, la laberintitis o daños en el oído interno. El vértigo da la sensación de que el mundo gira alrededor del paciente, y suele ir acompañado de náuseas, vómitos y pérdida de equilibrio, lo que dificulta enormemente las actividades cotidianas. El vértigo puede hacer que los pacientes se sientan profundamente indefensos, ya que puede aparecer sin previo aviso y afectar a su independencia.

El apoyo a los pacientes que sufren vértigo se basa en una **atención atenta** y una **profunda empatía**. Es esencial explicar a los pacientes las posibles causas de su vértigo, informarles sobre los tratamientos (como medicación para reducir los síntomas o rehabilitación vestibular) y darles consejos prácticos para minimizar el riesgo de caídas en casa, como evitar movimientos bruscos y crear un entorno seguro. En la fase aguda, los auxiliares asistenciales suelen ayudar a los pacientes a desplazarse, asegurándose de que se sientan seguros y respaldados, tanto física como emocionalmente.

Por último, **la sordera**, ya sea parcial o total, puede ser consecuencia de numerosas patologías ORL, como infecciones recurrentes, traumatismos, enfermedades del oído interno o envejecimiento natural (presbiacusia). La pérdida de audición es una experiencia desestabilizadora para muchas personas, ya que afecta a su capacidad para comunicarse con quienes les rodean y para participar plenamente en las interacciones sociales. La sordera también puede ir acompañada de frustración, soledad y aislamiento progresivo, sobre todo entre las personas mayores.

Ayudar a las personas con pérdida de audición requiere un enfoque **holístico**. Es importante reconocer que la sordera no es sólo una pérdida de la función auditiva, sino que también afecta a la vida social y emocional de los pacientes. El cuidador debe estar atento a las necesidades psicológicas del paciente, ofrecerle un oído comprensivo y adaptarse a su estilo de comunicación. Esto puede incluir el uso de gestos, escritura o audífonos para facilitar la comunicación. Además, el asistente de cuidados desempeña un papel clave en el apoyo a los pacientes que reciben audífonos o implantes cocleares, guiándoles en el aprendizaje y la adaptación a estos dispositivos.

◦     La importancia de la higiene de los oídos

**La higiene de los oídos** es de vital importancia para mantenerlos sanos y prevenir una serie de patologías, como las infecciones de oído, los tapones de cerumen y las infecciones. Aunque a menudo se descuidan en las rutinas diarias de higienelos , oídos son órganos delicados esenciales para la audición y el equilibrio. Una higiene inadecuada de los oídos puede provocar trastornos que afecten a estas funciones vitales, comprometiendo la calidad de vida de los afectados. Por ello, es esencial conocer las buenas prácticas de cuidado de los oídos y evitar acciones que puedan dañarlos.

Los oídos tienen un **sistema natural de autolimpieza**, gracias a la producción de cerumen. Esta sustancia cerosa, producida por las glándulas sebáceas del conducto auditivo externo, desempeña una función protectora. Atrapa el polvo, las partículas y las bacterias, impidiendo que estos elementos externos penetren profundamente en el oído. El cerumen es expulsado gradualmente hacia el exterior por los movimientos naturales de la mandíbula (hablar, masticar) y acaba cayendo o siendo arrastrado por la cara o el pelo. Por eso, en la mayoría de los casos, no es necesario limpiar activamente el interior del conducto auditivo.

Sin embargo, muchas personas, por falta de información o por costumbre, utilizan **bastoncillos de algodón** para limpiarse el interior de los oídos, pensando que se trata de una buena práctica de higiene. En realidad, este método no sólo es ineficaz, sino que también puede ser peligroso. Al introducir un bastoncillo de algodón en el oído, se corre el riesgo de empujar el cerumen hacia el interior del conducto auditivo externo, formando un **tapón de cerumen**. Este tapón puede provocar una pérdida temporal de audición, sensación de plenitud en el oído, zumbidos e incluso dolor. Además, el uso inadecuado de bastoncillos de algodón puede causar microtraumatismos en las paredes del conducto auditivo o dañar el tímpano, lo que podría tener consecuencias más graves, como una infección o una **perforación timpánica**.

Por estas razones, es aconsejable **dejar que el cerumen haga su trabajo** y limitarse a limpiar el exterior del oído con un paño o toalla húmedos. Sólo se puede retirar suavemente el exceso de cerumen visible en la entrada del conducto auditivo externo, sin introducir objetos en el oído. Si una persona siente la necesidad de una limpieza más a fondo debido a molestias o pérdida de audición, es esencial consultar a un profesional sanitario, como un otorrinolaringólogo o un médico de cabecera, que pueda realizar una limpieza segura.

La higiene del oído también es crucial para prevenir **las infecciones de oído**, sobre todo en personas con predisposición a padecerlas. **La otitis externa,** a veces llamada "oído de nadador", es una inflamación del conducto auditivo externo, a menudo causada por la presencia de agua o humedad, que favorece la proliferación de bacterias u hongos. Las personas que pasan mucho tiempo en el agua, como los nadadores, están más expuestas. Para prevenir este tipo de infección, se recomienda **secarse** bien **los oídos** después de bañarse, ducharse o nadar, utilizando una toalla suave. También se puede considerar el uso de tapones cuando se nada para proteger los oídos de las personas propensas a estas infecciones.

En caso de acumulación excesiva de cerumen o de sensación de tapón en el oído, es posible utilizar **soluciones para los oídos** a base de aceite o peróxido, de venta sin receta médica, que ayudan a disolver los tapones de cerumen de forma suave y gradual. Sin embargo, es importante seguir las recomendaciones del profesional sanitario sobre el uso de estos productos, ya que un uso inadecuado podría irritar el conducto auditivo. Si la obstrucción persiste, debe consultar a un especialista. El otorrinolaringólogo podrá utilizar métodos seguros y eficaces para eliminar el cerumen, como la irrigación auricular o la extracción manual con instrumentos específicos, garantizando una higiene perfecta sin riesgo de lesiones.

**Los niños**, en particular, requieren una atención especial en lo que se refiere a la higiene de los oídos. Hay que informar a los padres sobre las buenas prácticas y evitar el uso de bastoncillos de algodón en los niños más pequeños, ya que sus conductos auditivos son más sensibles y estrechos, lo que los hace más vulnerables a los traumatismos. Los niños también corren mayor riesgo de padecer infecciones de oído, sobre todo otitis media, que suele aparecer tras una infección respiratoria. Una buena higiene del oído, combinada con un seguimiento atento de los síntomas (como dolor o llanto inexplicable), puede ayudar a prevenir estas afecciones y proteger la salud auditiva de los más pequeños.

La higiene de los oídos debe incluir también prácticas adecuadas para las personas con **audífonos** o **implantes cocleares**. Estos dispositivos requieren un mantenimiento periódico para evitar la acumulación de cera o suciedad, que podría afectar a su correcto funcionamiento. Los cuidadores deben explicar a los pacientes cómo limpiar correctamente sus dispositivos y asegurarse de que los moldes se limpian o sustituyen con regularidad. Esto no sólo prolonga la vida útil de los audífonos, sino que también garantiza una mejor audición y un confort óptimo para el paciente.

Por último, la higiene de los oídos no consiste sólo en cuidarlos, sino también en **vigilar periódicamente** su salud auditiva. La pérdida progresiva de audición puede pasar desapercibida, sobre todo en las personas mayores. Es aconsejable consultar periódicamente a un otorrinolaringólogo para **revisiones auditivas** o en caso de síntomas inusuales, como zumbidos, sensación de presión en el oído o mareos, que podrían indicar una acumulación excesiva de cerumen u otra patología.

     ◦    Uso de audífonos: el papel del auxiliar de cuidados en el apoyo al paciente

El **uso de audífonos** representa un importante punto de inflexión en la vida de los pacientes que sufren pérdida de audición. Estos dispositivos, que pueden mejorar significativamente la audición, suelen ser sinónimo de renacimiento social y redescubrimiento del sonido. Sin embargo, adaptarse a un audífono puede ser un proceso complejo y a veces intimidatorio para los pacientes, sobre todo para los ancianos o los que han estado privados de audición durante mucho tiempo. Aquí es donde entra en juego **el papel del cuidador**. Como figura de apoyo y proximidad, el cuidador desempeña un papel crucial acompañando al paciente durante el uso de su audífono, proporcionándole **asistencia técnica,**

**educación adecuada** y **apoyo psicológico** a lo largo de este periodo de adaptación.

El primer paso para ayudar a los pacientes es familiarizarles **con el aparato** y asegurarse de que saben cómo utilizarlo y mantenerlo a diario. Para muchos pacientes, el audífono es un dispositivo nuevo, a veces intimidante por su tecnología o sus ajustes. El audioprotesista ayuda explicando los elementos esenciales del audífono de forma sencilla y accesible: cómo colocarlo, encenderlo, ajustar el volumen y, sobre todo, cómo quitárselo al final del día. Aunque estos pasos son sencillos para los usuarios experimentados, pueden ser fuente de confusión para los pacientes que no conocen los audífonos. Por lo tanto, es importante que el cuidador dedique tiempo **a demostrar cada paso** con paciencia, al tiempo que comprueba que el paciente se siente cómodo con el manejo del dispositivo.

En segundo lugar, el audioprotesista debe concienciar al paciente de la importancia del **mantenimiento periódico** del audífono. Como todos los dispositivos médicos, los audífonos requieren un mantenimiento cuidadoso para garantizar su óptimo funcionamiento. El asistente le explicará cómo limpiar los moldes del audífono para evitar la acumulación de cerumen, suciedad o humedad, que podrían afectar a su funcionamiento. También puede enseñarle a utilizar accesorios como cepillos especiales para limpiar las partes más delicadas. Además, el cuidador ayuda al paciente a entender cuándo y cómo cambiar las pilas o, en el caso de los modelos recargables, cómo utilizar correctamente la estación de carga. Esta asistencia técnica es esencial, ya que un mal mantenimiento puede provocar un rápido deterioro de la prótesis o averías frecuentes, lo que podría desanimar al paciente y mermar su comodidad auditiva.

Más allá de los aspectos técnicos, el asistente desempeña un papel fundamental en la **adaptación gradual** del paciente al audífono. El uso de un audífono no consiste simplemente en mejorar la audición de forma inmediata y completa. Para muchos pacientes, sobre todo los que han experimentado una pérdida de audición progresiva durante varios años, recuperar la audición puede ser una experiencia desconcertante. Redescubren sonidos que no oían desde hacía mucho tiempo, lo que puede provocar una **sobrecarga sensorial** o dificultades para adaptarse a la nueva calidad del sonido. El papel del asistente es guiar al paciente en esta fase de adaptación, animándole **a llevar la prótesis gradualmente**. Puede aconsejar al paciente que empiece llevando el dispositivo unas pocas horas al día, en entornos tranquilos, y que luego aumente gradualmente el tiempo de uso y la exposición a entornos más ruidosos, como conversaciones en grupo o lugares públicos.

El cuidador también ayuda al paciente a **gestionar sus expectativas** sobre el audífono. Muchos pacientes esperan una mejora inmediata y total de su audición, pero en realidad el cerebro suele tardar un tiempo en acostumbrarse a procesar los nuevos sonidos amplificados por el audífono. Es importante que el cuidador explique este proceso de adaptación al paciente, asegurándole que las primeras semanas con una prótesis pueden ser confusas, pero que la perseverancia dará sus frutos. Ofrecer este tipo de apoyo psicológico es crucial, porque un paciente que se siente preparado para esta fase de adaptación estará menos inclinado a renunciar a usar su prótesis debido a las frustraciones iniciales.

Además de proporcionar apoyo directo al paciente, el asistente también actúa como **intermediario** entre el paciente y el audioprotesista. Puede señalar cualquier dificultad específica que encuentre el paciente, como silbidos, ruidos o molestias asociadas a la adaptación de la prótesis, y facilitar así un tratamiento rápido. En algunos casos, puede ser necesario realizar ajustes adicionales para garantizar el funcionamiento óptimo de la prótesis. El asistente asistencial ayuda a coordinar las visitas de seguimiento al audioprotesista, al tiempo que se asegura de que el paciente expresa correctamente sus necesidades y sentimientos.

El cuidador también desempeña un papel crucial a la hora de proporcionar **apoyo psicológico** al paciente, ya que el uso de un audífono puede tener un impacto emocional significativo, sobre todo para las personas mayores o las que no llevan bien su pérdida de audición. Para algunas personas, llevar un audífono puede percibirse como un signo de envejecimiento o fragilidad, lo que puede hacer que se resistan a aceptar el dispositivo. En estas situaciones, el asistente debe mostrar una gran empatía y saber escuchar para ayudar al paciente a aceptar el dispositivo. Puede explicar de forma positiva cómo la prótesis **puede restaurar la comunicación**, mejorar la calidad de vida y restablecer las relaciones sociales que de otro modo podrían haberse visto comprometidas por la pérdida de audición.

Además, el auxiliar asistencial se asegura de que el paciente **mantenga una relación tranquila con quienes le rodean**. La pérdida de audición puede crear un abismo entre el paciente y sus allegados, dando lugar a malentendidos y frustración por ambas partes. El cuidador puede aconsejar al paciente sobre cómo explicar a sus seres queridos el proceso de adaptación a un audífono, al tiempo que anima a la familia a ser paciente y solidaria. Una comunicación abierta y positiva puede evitar a menudo que el paciente se sienta aislado o incomprendido durante esta fase de transición.


- **Patologías nasales y sinusales**
  - Rinitis, sinusitis, pólipos nasales: cuidados y seguimiento

**La rinitis**, la **sinusitis** y **los pólipos nasales** son afecciones frecuentes de las vías respiratorias superiores que afectan a muchas personas, a veces de forma crónica. Estas afecciones pueden tener un impacto significativo en la calidad de vida, causando síntomas como congestión nasal, dolor facial, dificultades respiratorias e infecciones recurrentes. La gestión de estas afecciones se basa no sólo en el tratamiento médico, sino también en la atención y el seguimiento periódicos, sobre todo cuando las afecciones se vuelven crónicas. El auxiliar de enfermería desempeña un papel clave en estos cuidados, apoyando al paciente a diario, realizando un seguimiento atento y garantizando el cumplimiento del tratamiento.

**La rinitis**, alérgica o no alérgica, es una inflamación de la mucosa nasal que suele caracterizarse por congestión nasal, goteo nasal, estornudos y, a veces, picor de nariz o de ojos. La rinitis alérgica está desencadenada por alérgenos como el polen, los ácaros del polvo o el pelo de los animales, mientras que la rinitis no alérgica puede deberse a factores irritantes como la contaminación, el frío o las sustancias químicas. La **rinitis puede tratarse** reduciendo la exposición a alérgenos o irritantes, utilizando medicamentos como antihistamínicos y, en algunos casos, aerosoles nasales con corticosteroides para reducir la inflamación.

El cuidador ayuda al paciente a adoptar medidas **preventivas** para minimizar los síntomas. Esto puede implicar consejos sobre cómo evitar los desencadenantes de la alergia, como ventilar las habitaciones, evitar salir durante los picos de polen o mantener un entorno limpio y seco para limitar la presencia de ácaros del polvo. Además, el cuidador ayuda al paciente a comprender la importancia de un tratamiento regular, en particular el uso diario de aerosoles nasales, que a menudo se utilizan poco o se aplican incorrectamente. También puede explicar la **técnica correcta para administrar los aerosoles**, asegurándose de que el paciente inclina la cabeza correctamente y pulveriza el producto hacia la parte posterior de la cavidad nasal para optimizar su eficacia.

**La sinusitis** es una inflamación de los senos paranasales, las cavidades que rodean la nariz y los ojos. Puede ser aguda o crónica, y se manifiesta con dolor facial, secreción nasal purulenta, congestión y, a veces, fiebre y sensación de presión en la cabeza. La sinusitis aguda suele aparecer tras un resfriado o una infección vírica, mientras que la sinusitis crónica puede persistir durante meses debido a una inflamación prolongada, a menudo asociada a alergias o anomalías anatómicas como un tabique nasal desviado.

Existen varios enfoques para **tratar la sinusitis**. En los casos agudos, pueden recetarse antibióticos si la infección es bacteriana, así como descongestionantes o corticosteroides para reducir la inflamación. El uso de soluciones salinas para **la limpieza nasal** también es muy eficaz para despejar los senos paranasales y diluir las secreciones. El auxiliar de enfermería desempeña aquí un papel fundamental **educando al paciente** sobre la importancia de los lavados nasales regulares y mostrándole cómo utilizar soluciones salinas o dispositivos específicos, como las neti pots, para irrigar los senos paranasales. A menudo se subestima esta práctica, que sin embargo es esencial para aliviar la congestión y prevenir infecciones secundarias.

En los casos de sinusitis crónica, en los que los síntomas persisten a pesar del tratamiento, es necesario **un seguimiento regular** para evitar complicaciones, como la propagación de la infección a los ojos o el cerebro, aunque estos casos son poco frecuentes. El cuidador realiza un seguimiento estrecho, asegurándose de que el paciente consulte periódicamente a su otorrinolaringólogo para evaluar la evolución de la enfermedad y ajustar el tratamiento si es necesario. En algunos casos, puede ser necesaria una intervención quirúrgica, como una **sinusotomía**, para abrir los senos bloqueados y mejorar el drenaje. Tras la operación, el auxiliar de enfermería contribuye al seguimiento postoperatorio, asegurándose de que la herida cicatriza correctamente y de que no hay signos de infección.

**Los pólipos nasales** son crecimientos benignos que se desarrollan en el interior de la cavidad nasal o los senos paranasales como resultado de una inflamación crónica. Pueden provocar obstrucción nasal, infecciones sinusales recurrentes, pérdida parcial o total del olfato y sensación de presión en la cara. Aunque los pólipos no son peligrosos en sí mismos, su presencia puede mermar gravemente la calidad de vida, sobre todo si alcanzan un gran tamaño.

**El tratamiento de los pólipos nasales** suele consistir en el uso de corticosteroides en forma de aerosoles nasales o comprimidos para reducir la inflamación y el tamaño de los pólipos. En algunos casos, cuando los pólipos persisten a pesar del tratamiento, es necesaria una intervención quirúrgica, denominada **polipectomía**, para extirparlos. Los cuidadores desempeñan un papel crucial en el apoyo a los pacientes con pólipos nasales, ayudándoles a comprender la importancia de **tomar corticosteroides con regularidad** y a vigilar los posibles efectos secundarios de estos fármacos, sobre todo cuando se toman por vía oral durante un largo periodo de tiempo.

Tras una polipectomía, el auxiliar de enfermería **realiza un seguimiento postoperatorio**, controlando cualquier complicación como hemorragias o infecciones. También ayudan al paciente a cumplir las instrucciones postoperatorias, en particular evitando esfuerzos físicos extenuantes o situaciones que puedan provocar un aumento de la presión arterial en la zona nasal. También se debe animar al paciente a que continúe con la limpieza nasal para favorecer una cicatrización adecuada y evitar la reaparición de pólipos.

En general, ya se trate de rinitis, sinusitis o pólipos nasales, **el seguimiento de los síntomas** y el **cumplimiento del tratamiento** son esenciales para garantizar un tratamiento eficaz y evitar complicaciones. El auxiliar de enfermería es una pieza clave en este proceso, ya que se asegura de que el paciente comprenda la importancia de los cuidados domiciliarios, ya se trate de la limpieza nasal, de tomar la medicación con regularidad o de cumplir las instrucciones postoperatorias. Al proporcionar apoyo educativo y psicológico, el cuidador ayuda a los pacientes a gestionar su enfermedad de forma más eficaz en el día a día, al tiempo que garantiza un seguimiento regular y una comunicación fluida con el otorrinolaringólogo, para poder adaptar el tratamiento en caso necesario.

○ Técnicas de aspiración nasal y limpieza de las fosas nasales

**Las técnicas de aspiración nasal** y **limpieza de las fosas nasales** desempeñan un papel esencial en el tratamiento de afecciones de las vías respiratorias altas como la rinitis, la sinusitis y las infecciones respiratorias. Estos procedimientos despejan las fosas nasales, facilitan la respiración, previenen infecciones secundarias y mejoran la comodidad del paciente. El auxiliar de enfermería, en colaboración con el otorrinolaringólogo, suele encargarse de realizar o guiar estos procedimientos, que, aunque sencillos, requieren cierta técnica para ser eficaces y no entrañar riesgos. Comprender y dominar estas técnicas ayuda a optimizar la atención al paciente, reduciendo al mismo tiempo el riesgo de complicaciones o molestias.

## Técnicas de aspiración nasal

**La aspiración nasal** es especialmente útil para los niños pequeños, los ancianos o los pacientes que tienen dificultades para eliminar las secreciones nasales por sí solos, sobre todo en casos de congestión grave. La acumulación de mucosidad en las fosas nasales no sólo puede impedir la respiración, sino también favorecer las infecciones si no se elimina correctamente. La aspiración nasal elimina suavemente esta secreción y mejora el paso del aire por las fosas nasales.

La aspiración se realiza utilizando **catéteres de aspiración** conectados a un dispositivo de aspiración (a menudo utilizados en hospitales), o **bombas nasales manuales**, disponibles para uso doméstico. El procedimiento comienza con una cuidadosa preparación del paciente y del equipo:

1. **Colocación del paciente** : El paciente debe instalarse en posición semisentada o con la cabeza ligeramente inclinada hacia atrás. Esto despeja las vías respiratorias y

facilita el acceso a las fosas nasales. En el caso de niños pequeños, puede ser necesario que el asistente sanitario tranquilice al niño o pida ayuda a uno de los padres para mantenerlo cómodo.

2. **Preparación del material**: El auxiliar de enfermería debe asegurarse de que se utiliza material estéril o limpio. La sonda debe ser del tamaño adecuado para el paciente para evitar irritar la mucosa nasal. En los hospitales, la aspiración suele estar conectada a un sistema de aspiración regulado para garantizar una presión segura y adecuada.

3. **Técnica de aspiración**: El celador introduce suavemente el catéter o la punta en la fosa nasal del paciente, procurando no profundizar demasiado para no dañar las mucosas. Aspira suavemente las secreciones, asegurándose de que el paciente permanece tranquilo y cómodo. Si se aspira a un niño, deben darse explicaciones tranquilizadoras durante todo el procedimiento. Una ligera rotación de la sonda puede ayudar a eliminar mejor las secreciones.

4. **Después de la aspiración**: Una vez finalizada la aspiración, es importante comprobar que el paciente respira mejor y que las secreciones se han eliminado correctamente. El material utilizado debe limpiarse o desecharse correctamente, de acuerdo con las normas de higiene.

La aspiración nasal debe realizarse siempre con cuidado para evitar irritar o traumatizar las mucosas. El cuidador también debe vigilar el estado del paciente tras la aspiración e informar de cualquier signo de complicación, como hemorragia o irritación persistente.

# Técnicas de limpieza de la cavidad nasal

**La limpieza nasal**, también conocida como irrigación nasal, es un método sencillo y eficaz para limpiar a fondo las fosas nasales. Esta técnica elimina secreciones, partículas alergénicas, patógenos y residuos de la cavidad nasal. Es especialmente beneficiosa para las personas que padecen rinitis alérgica, sinusitis crónica o congestión nasal debida a infecciones respiratorias. La limpieza nasal ayuda a reducir la inflamación y a prevenir las infecciones de las vías respiratorias superiores.

La irrigación nasal se realiza con una solución salina isotónica (compuesta de agua y sal), que es bien tolerada por las mucosas y no causa irritación. Puede realizarse con diversos dispositivos, como una botella flexible, una pera nasal, un pulverizador o un neti pot (un pequeño recipiente especialmente diseñado para la irrigación nasal).

He aquí los pasos clave para una limpieza nasal eficaz:

1. **Preparación del paciente**: El paciente debe colocarse en posición vertical o ligeramente inclinado hacia delante sobre un lavabo. Esto permite que la solución salina fluya fácilmente por las fosas nasales sin bajar por la garganta. Es importante explicar al paciente que debe respirar por la boca durante todo el procedimiento para evitar aspirar la solución.

2. **Preparación de la solución salina**: La solución salina debe estar tibia (ni demasiado caliente ni demasiado fría) para evitar cualquier molestia. Puede comprarse en farmacia o prepararse en casa con agua estéril o agua hervida y enfriada, mezclada con sal no yodada. El auxiliar de enfermería controla la concentración de sal para evitar una solución demasiado concentrada, que podría irritar las mucosas.

3. **Procedimiento de lavado**: El paciente inclina la cabeza hacia un lado, y el cuidador o el paciente introduce suavemente la solución salina en una fosa nasal utilizando un frasco o botella neti. A continuación, la solución drena por la otra fosa nasal, arrastrando consigo cualquier secreción o impureza. Este proceso se repite en el otro lado para lavar completamente ambas fosas nasales. Es importante que la solución circule libremente, sin forzar, y que el paciente no sienta dolor ni presión excesiva.

4. **Fin del lavado**: Tras el lavado, el paciente puede soplar suavemente en un pañuelo para eliminar el exceso de solución y las secreciones restantes. Es aconsejable no soplar demasiado fuerte, ya que podría causar irritación. A continuación, se debe pedir al paciente que descanse unos minutos y que comunique cualquier molestia o sensación de quemazón.

La limpieza de las fosas nasales es un tratamiento sencillo pero muy eficaz para prevenir infecciones y mejorar el confort respiratorio. Puede realizarse a diario en personas que padecen sinusitis crónica o rinitis alérgica, u ocasionalmente cuando hay una congestión grave debida a una infección.

## Importancia del papel del asistente

El auxiliar de enfermería desempeña un papel fundamental a la hora de ayudar a los pacientes con estas técnicas, tanto si están aprendiendo a dominar el lavado nasal como si reciben aspiraciones periódicas en el hospital. El auxiliar de enfermería se asegura de que el paciente comprenda la importancia de estos procedimientos para la salud respiratoria y le da consejos prácticos sobre cómo llevarlos a cabo con seguridad en casa. Al explicar claramente cada paso y asegurarse de que el paciente se siente cómodo con el procedimiento, el asistente ayuda a aumentar la independencia del paciente al tiempo que mejora su bienestar respiratorio.

○ Cirugía sinusal: cuidados postoperatorios y papel del cuidador

**La cirugía de los senos paranasales** suele estar indicada para tratar afecciones crónicas o recurrentes que no han respondido a los tratamientos médicos convencionales, como la sinusitis crónica, los pólipos nasales o las obstrucciones nasales graves. Esta cirugía, también conocida como **sinusotomía** o **cirugía endoscópica de los senos paranasales**, tiene por objeto abrir y drenar los senos para mejorar la respiración, reducir las infecciones y restablecer la comodidad del paciente. Sin embargo, como en cualquier intervención quirúrgica, el **postoperatorio** es crucial para garantizar una cicatrización óptima y evitar complicaciones. Es en esta fase donde **el papel del auxiliar de enfermería** se vuelve fundamental, como apoyo directo al paciente durante toda su recuperación.

## Seguimiento postoperatorio de la cirugía sinusal

El postoperatorio de la cirugía de los senos paranasales requiere un seguimiento cuidadoso para evitar complicaciones y garantizar una cicatrización eficaz. En general, esta cirugía se realiza por vía endoscópica, lo que minimiza las incisiones externas y permite una recuperación más rápida. Sin embargo, deja las fosas nasales y los senos paranasales frágiles, lo que requiere cuidados rigurosos para evitar infecciones, hemorragias e inflamaciones.

Inmediatamente después de la operación, el paciente puede experimentar **una importante congestión nasal**, debido a la inflamación de los tejidos y a la presencia de almohadillas nasales o apósitos internos para facilitar la cicatrización. Esta sensación de nariz tapada es normal y puede durar varios días. Los pacientes también pueden experimentar una **ligera hemorragia**, algo habitual tras una intervención de sinusitis. Sin embargo, las hemorragias intensas o persistentes deben notificarse con prontitud.

**El dolor** y las **molestias** suelen ser moderados y pueden tratarse con analgésicos recetados por el médico. Los pacientes también

100

pueden sentir una ligera presión facial, sobre todo en las mejillas y la frente, que desaparece con el tiempo a medida que se curan los senos paranasales.

## El papel del auxiliar de enfermería en el tratamiento postoperatorio

El auxiliar de enfermería desempeña un papel clave en el tratamiento postoperatorio, tanto en lo que se refiere a **los cuidados físicos** como al **apoyo psicológico** al paciente. Su labor es crucial para garantizar una cicatrización adecuada, prevenir infecciones y tranquilizar a los pacientes a lo largo de su recuperación.

1. **Vigilancia y prevención de complicaciones** El auxiliar de enfermería debe estar atento a los signos de complicaciones postoperatorias. Entre los signos a los que hay que estar atentos se incluyen **una hemorragia abundante** o prolongada, **un dolor intenso que** no se alivia con analgésicos y signos de infección, como **fiebre, secreción purulenta** o **enrojecimiento** excesivo alrededor de las fosas nasales. Si aparecen estos signos, es esencial comunicarlos inmediatamente al otorrinolaringólogo para recibir un tratamiento rápido.

   La prevención de complicaciones también implica ayudar a los pacientes a mantener **una higiene rigurosa** de las fosas nasales. En los días siguientes a la operación, suelen acumularse **costras** y **secreciones** en las fosas nasales, lo que puede dificultar la respiración y causar molestias. El auxiliar de enfermería guía al paciente en el uso de **lavados nasales** regulares con soluciones salinas, que son esenciales para limpiar suavemente las fosas nasales y favorecer una buena cicatrización.

2. **Cuidados de los apósitos y las gasas nasales** Tras la intervención quirúrgica, suelen colocarse **gasas** o **apósitos nasales** en la cavidad nasal para controlar la hemorragia y ayudar a cicatrizar los tejidos. El auxiliar de enfermería se

asegura de que estos dispositivos se mantengan en su sitio durante el tiempo prescrito por el médico. También puede explicar al paciente cómo controlar las molestias asociadas a estos tampones y cuándo deben retirarse, normalmente al cabo de unos días.

Al retirar los tampones, el cuidador debe permanecer atento a las reacciones de la paciente, procurando minimizar las molestias y evitar el sangrado. Una vez retirados los tampones, deben limpiarse cuidadosamente las fosas nasales para evitar irritar los tejidos aún frágiles.

3. **Ayudar a controlar el dolor y el confort** El dolor postoperatorio suele ser moderado, pero puede verse agravado por la congestión nasal y la presión sinusal. El auxiliar de enfermería se asegura de que **los analgésicos** se administren de acuerdo con las prescripciones médicas y de que el paciente esté cómodo. Una posición semisentada, por ejemplo, puede ayudar a **reducir la presión nasal** y mejorar el confort respiratorio. Las compresas **frías** aplicadas en la cara también pueden ayudar a reducir la inflamación y aliviar el dolor.

4. Una de las principales funciones del cuidador es **educar al paciente** sobre los cuidados domiciliarios una vez que ha salido del hospital. Es fundamental que el paciente comprenda la importancia de continuar con los cuidados nasales y de evitar determinadas actividades durante la fase de curación. Por ejemplo, el cuidador explicará la importancia de los **lavados nasales** para eliminar secreciones y costras, y la forma correcta de realizarlos. También es importante aconsejar al paciente que evite esfuerzos físicos extenuantes, como transportar cargas pesadas o realizar ejercicios de alta intensidad, que podrían aumentar la presión en los senos paranasales y provocar hemorragias.

Además de los cuidados físicos, el cuidador debe recordar al paciente los **signos de alarma** a los que debe estar atento, como dolor excesivo, sangrado abundante o secreción sospechosa, y animarle a ponerse rápidamente en contacto con su médico si tiene algún problema.

5. **Apoyo psicológico y tranquilidad** El postoperatorio puede ser fuente de ansiedad para los pacientes, sobre todo por las molestias respiratorias y los posibles efectos secundarios de la operación. El auxiliar de enfermería, escuchando y estando al lado del paciente, contribuye a tranquilizarle sobre la evolución normal de su recuperación y a orientarle sobre la duración previsible de los síntomas postoperatorios. Respondiendo a las preguntas de los pacientes, disipando sus temores y ofreciéndoles apoyo constante, el auxiliar de enfermería contribuye a aliviar sus preocupaciones y a mejorar su bienestar emocional.

- **Trastornos de garganta y laringe**
  - Angina, laringitis, disfonía: cómo ayudar durante las exploraciones

**La angina de pecho**, la **laringitis** y la **disfonía** son afecciones frecuentes del tracto respiratorio superior, en particular de la garganta y la laringe. Estas afecciones afectan a la deglución, el habla y a veces la respiración, funciones esenciales para la vida diaria. Durante los exámenes médicos para diagnosticar y evaluar estos trastornos, el auxiliar de enfermería desempeña un papel importante apoyando al paciente y ayudando al médico a realizar los exámenes. Su papel consiste en **preparar al paciente**, garantizar su comodidad durante el examen y facilitar el correcto desarrollo de los procedimientos, al tiempo que proporciona apoyo moral y técnico.

## Asistencia en exámenes de angina

Es una inflamación aguda de las amígdalas o la faringe, a menudo de origen vírico o bacteriano, que se manifiesta por un intenso dolor de garganta, dificultad para tragar y, a veces, fiebre. El examen clínico para diagnosticar la faringitis estreptocócica consiste generalmente en una inspección de la garganta por el médico, acompañada a veces de una muestra bacteriológica, **como la prueba de diagnóstico rápido (PDR)** para determinar si la infección es de origen estreptocócico.

El papel del auxiliar de enfermería durante este examen es :

1. **Preparación del paciente**: El asistente sanitario coloca al paciente sentado, con la cabeza ligeramente inclinada hacia atrás, para facilitar la exploración de la garganta. Se asegura de que el paciente se sienta cómodo y le explica el procedimiento de forma tranquilizadora. Si está previsto realizar una prueba de diagnóstico rápido, también puede explicar en qué consiste la prueba de frotis (frotar las amígdalas con un hisopo) para reducir la aprensión del paciente.

2. **Apoyo a la exploración**: Durante una exploración de garganta, el médico utiliza un depresor lingual para visualizar las amígdalas y la faringe. Es posible que el asistente tenga que preparar el material (depresor lingual, luz, hisopo), asegurarse de que todo esté al alcance del médico y deshacerse de los artículos después de su uso de acuerdo con los protocolos de higiene.

3. **Vigile la comodidad del paciente**: Durante la exploración, el paciente puede sentir molestias o arcadas, sobre todo al utilizar el depresor lingual. El asistente sanitario puede tranquilizar verbalmente al paciente, pidiéndole que respire con calma y recordándole que la prueba es breve e indolora. Tras la prueba, se asegura de que el paciente pueda enjuagarse la boca si es necesario.

# Asistencia en exámenes de laringitis

**La laringitis** es una inflamación de la laringe, a menudo causada por una infección vírica o una irritación, que provoca voz ronca, dificultad para respirar y dolor en la garganta. El examen de la laringe suele requerir **una laringoscopia**, procedimiento mediante el cual se visualizan las cuerdas vocales y la laringe con un laringoscopio. Este examen puede realizarse con un espejo laríngeo (laringoscopia indirecta) o, más comúnmente, con un fibroscopio flexible (fibrolaringoscopia) introducido por la nariz o la boca.

El auxiliar de enfermería interviene de varias maneras durante este examen:

1.  **Preparación del equipo y del paciente**: Antes de una laringoscopia, el asistente sanitario prepara el equipo necesario, en particular el fibroscopio o el espejo laríngeo, asegurándose de que esté limpio y funcione. Si el médico utiliza un fibroscopio, el auxiliar se asegura de que se aplique un anestésico local (en forma de aerosol anestésico) en las membranas mucosas de la nariz o la garganta, para reducir las molestias del paciente cuando se inserta el fibroscopio.

2.  **Colocación del paciente**: El paciente se coloca generalmente en posición semisentada, con la cabeza bien apoyada. El auxiliar de enfermería se asegura de que el paciente esté bien colocado y le explica que debe permanecer relajado y respirar tranquilamente durante la exploración. El procedimiento puede causar algunas molestias, o incluso una ligera tos, pero es importante que el paciente se sienta tranquilo. Las explicaciones previas del auxiliar de enfermería ayudan a reducir el estrés del paciente.

3.  **Ayudar al médico**: Durante la exploración, el auxiliar de enfermería puede ajustar la iluminación para que el

médico vea mejor la laringe y las cuerdas vocales. También puede ayudar sujetando la cabeza del paciente para que permanezca estable o preparando pinzas o accesorios si es necesario realizar una biopsia.

## Asistencia en exámenes de disfonía

**La disfonía** es un trastorno de la voz que puede ser consecuencia de laringitis, nódulos en las cuerdas vocales o trastornos más graves como lesiones tumorales. El trastorno se manifiesta como un cambio en la voz, que puede volverse ronca, quebrada, débil o apagada. El diagnóstico de la disfonía suele requerir **una evaluación exhaustiva** de **las cuerdas vocales** por parte de un otorrinolaringólogo, utilizando un laringoscopio o un fibroscopio.

El papel del auxiliar de enfermería durante estos exámenes es similar al del acompañante en caso de laringitis:

1.  **Preparación y explicación**: El auxiliar de enfermería explica al paciente cómo se va a realizar la exploración para valorar sus cuerdas vocales y responder a las dudas que pueda tener. Se asegura de que el paciente entienda la importancia de permanecer quieto durante la laringoscopia y respirar con calma, ya que una voz cansada puede hacer que el examen sea más delicado.

2.  **Asistencia técnica**: durante el examen, el asistente sanitario prepara y maneja el equipo bajo la supervisión del médico. Si se requiere **estroboscopia laríngea** (examen de las vibraciones de las cuerdas vocales mediante una luz estroboscópica), el asistente sanitario también puede participar en la preparación de este aparato y en la instalación del paciente.

3.  **Seguimiento posterior al examen**: Una vez finalizado el examen, el auxiliar de enfermería se asegura de que el paciente se recupera en buenas condiciones, especialmente tras el uso de aerosoles anestésicos, que pueden adormecer

temporalmente la garganta. Recuerda al paciente las instrucciones que debe seguir tras la exploración, como evitar comer o beber inmediatamente después si se han aplicado anestésicos locales.

## La importancia de la orientación y el apoyo moral

Además de prestar cuidados técnicos, el auxiliar de enfermería desempeña un importante papel de **apoyo psicológico** al paciente. Ya se trate de anginas, laringitis o disfonía, estas afecciones pueden ser fuente de ansiedad, sobre todo cuando afectan a la voz o a la capacidad de comunicación. La voz, en particular, es una herramienta esencial para la autoexpresión, y cualquier problema vocal puede experimentarse como una pérdida de uno mismo. Al escuchar activamente y dar explicaciones tranquilizadoras, el auxiliar de enfermería ayuda a **aliviar los temores** del paciente y le proporciona un apoyo humano esencial.

- Manejo post traqueostomía: cuidados y seguimiento específico

**El tratamiento posterior a la traqueotomía** es una etapa crucial en la recuperación de los pacientes que se han sometido a este procedimiento, que a menudo se realiza para garantizar una respiración adecuada en caso de obstrucción de las vías respiratorias superiores o de necesidad de ventilación prolongada. Una traqueotomía consiste en crear una abertura en la tráquea para insertar una cánula, permitiendo así un mejor manejo de las vías respiratorias. Tras esta operación, el paciente requiere **cuidados específicos y una estrecha vigilancia** para evitar complicaciones, garantizar una cicatrización adecuada y asegurar su confort respiratorio. El papel del auxiliar de enfermería es vital en este caso, ya que participa directamente en el seguimiento diario de los cuidados, en el acompañamiento del paciente y en la detección de signos de complicaciones.

# Cuidados postraqueotomía: pasos esenciales

El tratamiento posterior a la traqueotomía se basa en una serie de pasos destinados a mantener la higiene de la cánula, vigilar el estado general del paciente y garantizar el buen funcionamiento de las vías respiratorias.

## 1. Cuidados de la cánula traqueal

Uno de los aspectos más importantes de los cuidados posteriores a una traqueotomía es mantener una cánula limpia y funcional. La cánula puede obstruirse rápidamente con secreciones, lo que puede comprometer la respiración del paciente. Por lo tanto, es necesario un cuidado regular, que incluya:

- **Limpieza y sustitución de la cánula interna**: Algunas cánulas tienen una parte interna extraíble, que debe limpiarse o cambiarse varias veces al día. El auxiliar de enfermería retira esta cánula interna, la limpia con una solución salina estéril o con agua y jabón neutro, y luego la vuelve a colocar en su sitio. Aunque sencillo, este procedimiento requiere una técnica precisa para evitar cualquier riesgo de infección o irritación.

- **Aspiración de secreciones**: Los pacientes traqueostomizados suelen producir un exceso de secreciones de la tráquea, que deben aspirarse regularmente para evitar la congestión de las vías respiratorias. Tras explicar el procedimiento al paciente, el asistente sanitario introduce suavemente un catéter de aspiración estéril en la cánula y aspira las secreciones con un dispositivo de aspiración. Es importante realizar esta operación con suavidad y de forma controlada para no lesionar la mucosa traqueal ni provocar hipoxia.

- **Cambio del apósito traqueal**: El lugar de la traqueotomía debe mantenerse limpio y seco para evitar infecciones. El auxiliar de enfermería cambia regularmente el apósito alrededor de la cánula, teniendo cuidado de limpiar suavemente la piel con soluciones antisépticas adecuadas. El apósito debe sustituirse en cuanto se ensucie o se humedezca, para evitar la maceración.

## 2. Mantener la hidratación de las vías respiratorias

Después de una traqueotomía, el aire respirado ya no es filtrado, calentado ni humidificado por las vías respiratorias altas, lo que puede provocar sequedad de las mucosas y secreciones espesas y difíciles de eliminar. Por lo tanto, es esencial garantizar una buena **hidratación de las vías respiratorias**. Para conseguirlo, se pueden tomar varias medidas:

- **Humidificación del aire**: en los hospitales se suelen utilizar humidificadores o nebulizadores para suministrar aire humidificado a los pacientes. Esto licua las secreciones y facilita su evacuación.

- **Utilización de filtros de humidificación**: Se pueden acoplar a la cánula dispositivos específicos, denominados filtros de intercambio de calor y humedad (HME), para humidificar el aire inspirado. Estos filtros compensan la pérdida de humedad causada por el bypass del tracto respiratorio superior.

- **Hidratación oral**: los cuidadores también deben asegurarse de que los pacientes estén bien hidratados, animándoles a beber regularmente si su estado de salud lo permite, o proporcionándoles hidratación intravenosa si es necesario.

## 3. Control de la respiración

La monitorización de la respiración es otro componente esencial de los cuidados posteriores a la traqueotomía. Es importante asegurarse de que el paciente respira de forma eficaz y sin obstrucciones. El auxiliar de enfermería debe monitorizar varios parámetros:

- **Frecuencia respiratoria y saturación de oxígeno**: deben medirse con regularidad, sobre todo con un saturómetro. Un descenso de la saturación de oxígeno o un aumento de la frecuencia respiratoria pueden indicar un problema respiratorio o una obstrucción en la cánula.

- **Vigilancia de los signos de congestión** : Las secreciones excesivamente espesas o las dificultades respiratorias pueden indicar congestión de las vías respiratorias. Los cuidadores deben prestar especial atención a los ruidos respiratorios anormales, como ronquidos o sibilancias, que pueden indicar una necesidad urgente de aspiración.

- **Observación del lugar de la traqueotomía**: El lugar alrededor de la cánula debe vigilarse estrechamente para detectar cualquier signo de infección, como enrojecimiento, hinchazón o secreción purulenta. Si aparece algún signo de infección, es esencial comunicarlo rápidamente al médico.

## Seguimiento específico tras la traqueotomía

Además de los cuidados directos, la monitorización posterior a la traqueotomía implica la observación continua del paciente para prevenir complicaciones y promover una recuperación óptima.

### 1. Detección precoz de complicaciones

En los días siguientes a la traqueotomía pueden surgir ciertas complicaciones. Los cuidadores deben estar atentos para identificarlas rápidamente y evitar consecuencias más graves. Entre las posibles complicaciones se incluyen

- **Infección**: Puede producirse una infección en la zona de la traqueostomía, sobre todo si los cuidados no se realizan con una higiene rigurosa. Los signos a los que hay que prestar atención son enrojecimiento, dolor, hinchazón o secreción sospechosa. Si aparecen estos signos, es esencial avisar al médico inmediatamente.

- **Hemorragia**: Aunque es poco frecuente, puede producirse una hemorragia alrededor de la cánula. El auxiliar de enfermería debe vigilar atentamente la aparición de hemorragias, sobre todo durante los primeros días tras la operación, e intervenir rápidamente si se observan hemorragias abundantes.

- **Desprendimiento de la cánula**: Una cánula suelta o desplazada puede causar dificultad respiratoria inmediata. Los cuidadores deben comprobar periódicamente que la cánula está en su sitio y correctamente colocada, y estar preparados para intervenir rápidamente si se desplaza accidentalmente.

## 2. Apoyo psicológico a los pacientes

Una traqueotomía es una operación que puede tener un gran impacto psicológico en el paciente, sobre todo cuando es permanente o requiere llevar la cánula durante largos periodos. Los pacientes pueden sentirse desestabilizados por los cambios en su forma de respirar, hablar y, a veces, comer. Además de los cuidados técnicos, el auxiliar de enfermería debe ofrecer **apoyo moral y psicológico**.

- **Asegurar y tranquilizar**: El auxiliar de enfermería debe ser una presencia tranquilizadora, explicando al paciente las etapas de su rehabilitación, en particular si tiene dificultades para aceptar la cánula. Escuchando atentamente, el paciente puede expresar sus temores y frustraciones, y el cuidador puede aportar respuestas tranquilizadoras y realistas.

- **Fomentar la comunicación**: A algunos pacientes puede resultarles difícil hablar después de una traqueotomía, sobre todo si afecta directamente a la laringe. El cuidador puede fomentar el uso de medios de comunicación alternativos, como la escritura o las aplicaciones de comunicación, al tiempo que les ayuda a acostumbrarse gradualmente a utilizar la voz si es posible.

  ◦ Seguimiento de los cánceres ORL: cuidados paliativos y tratamiento del dolor

**El seguimiento de los cánceres** otorrinolaringológicos, que afectan a las estructuras de la cabeza y el cuello como la garganta, la laringe, los senos paranasales y la cavidad oral, es un paso crucial para optimizar el tratamiento de estas patologías a menudo complejas. Cuando los cánceres ORL alcanzan una fase avanzada o cuando ya no es posible aplicar tratamientos curativos, los cuidados paliativos se convierten en esenciales para mantener la calidad de vida de los pacientes. El objetivo de estos cuidados no es curar, sino aliviar los síntomas, **controlar el dolor** y apoyar a los pacientes en esta delicada fase de su enfermedad. El auxiliar de enfermería desempeña un papel clave en la atención diaria de los pacientes con cánceres ORL, garantizando el control del dolor, unos cuidados adecuados y una escucha y un apoyo moral constantes.

## El papel de los cuidados paliativos en los cánceres ORL

**Los cuidados paliativos** son un enfoque holístico que tiene en cuenta no sólo los síntomas físicos, sino también los aspectos psicológicos, sociales y espirituales de la enfermedad. En el caso de los cánceres ORL, los cuidados paliativos pretenden aliviar diversos síntomas, **como el dolor**, las dificultades respiratorias, los trastornos de la deglución y los problemas de comunicación.

112

1. **Alivio de los síntomas físicos**

   Los cánceres otorrinolaringológicos pueden causar síntomas debilitantes, como dolor, dificultad para tragar (disfagia), pérdida de voz (disfonía) y dificultades respiratorias debidas a la obstrucción de las vías respiratorias. Estos síntomas afectan directamente a la calidad de vida del paciente, haciendo que cada día sea más difícil. La función de los cuidados paliativos es aliviar estos síntomas en la medida de lo posible.

   ○ **Tratamiento del dolor**: El dolor es un síntoma frecuente en los pacientes con cánceres ORL, debido a la localización de los tumores y a la posible afectación de los nervios y tejidos circundantes. El dolor puede ser intenso y difícil de controlar, por lo que a menudo requiere un enfoque multimodal. La administración de **analgésicos** (paracetamol, opiáceos, antiinflamatorios) constituye la base del tratamiento, a menudo en combinación con otras terapias como ansiolíticos o antidepresivos, que pueden desempeñar un papel en el control del dolor crónico. El auxiliar de enfermería vela por que **se respete la posología prescrita**, supervisa la eficacia del tratamiento e informa al médico de cualquier dolor mal controlado. También adaptan los cuidados para minimizar el dolor causado por procedimientos como la limpieza de heridas o la aspiración de secreciones.

   ○ **Cuidados específicos de la boca y la garganta**: los pacientes con cáncer ORL sufren a menudo **mucositis**, una inflamación dolorosa de la mucosa oral causada por tratamientos como la radioterapia o la quimioterapia. Para aliviar este dolor, el auxiliar de enfermería realiza cuidados bucales regulares con soluciones antisépticas y calmantes, y vela por que las mucosas se mantengan bien hidratadas. También pueden recetarse geles anestésicos para aliviar el dolor local. También se puede aconsejar al paciente sobre alimentos más fáciles de tragar o técnicas para evitar el dolor al comer.

- ○ **Problemas de deglución (disfagia)**: La disfagia es frecuente en los cánceres ORL, debido a la localización de los tumores en la garganta o la laringe. Dificulta la ingestión de alimentos y puede aumentar el riesgo de una vía falsa. El auxiliar de enfermería, junto con el equipo asistencial, ayuda a adaptar la dieta del paciente, que puede incluir una **textura modificada** o el uso de suplementos nutricionales para compensar la pérdida de apetito. En algunos casos, puede ser necesaria la alimentación por sonda (gastrostomía), en cuyo caso el cuidador es responsable de vigilar el correcto funcionamiento de la sonda y asegurarse de que el paciente recibe una nutrición adecuada.

- ○ **Dificultades respiratorias**: Los pacientes con cánceres ORL también pueden **tener dificultades respiratorias**, debido a la obstrucción de las vías respiratorias por el tumor. En estos casos, el auxiliar de enfermería puede tener que realizar **aspiraciones** regulares para despejar las vías respiratorias, sobre todo en pacientes traqueostomizados. A menudo es necesario utilizar humidificadores y oxígeno para mejorar el confort respiratorio del paciente.

## 2. Apoyo psicológico y moral

Además de sus síntomas físicos, los pacientes con cáncer ORL sufren a menudo importantes **trastornos psicológicos**. La pérdida de la capacidad de comunicarse, comer con normalidad o respirar sin ayuda puede provocar una profunda ansiedad y sentimientos de aislamiento. Los cuidadores desempeñan un papel vital en la prestación de **apoyo emocional** a los pacientes y sus familias.

- ○ **Escucha y empatía**: Escuchar los miedos y ansiedades de los pacientes es una parte fundamental de los cuidados paliativos. El simple hecho de poder expresar sus temores, dudas o sentimientos puede tranquilizar al paciente. Al crear un entorno de confianza, el cuidador permite que el paciente se exprese libremente sin juzgarlo, al tiempo que ofrece respuestas sencillas y tranquilizadoras a cualquier pregunta que pueda tener sobre los cuidados posteriores o la evolución de su enfermedad.

- ○ **Apoyo a las familias**: Las familias de los pacientes de cáncer ORL también necesitan un apoyo especial. Los cuidadores deben asegurarse de que sus seres queridos estén incluidos en los cuidados, informándoles de lo que hay que hacer y ofreciéndoles tiempo para hablar de sus propias experiencias. Saber cómo cuidar a un ser querido al final de la vida y sentirse apoyado puede aliviar parte de la carga emocional que experimentan los seres queridos.

**3.** **Adaptar los cuidados al domicilio**
En cuidados paliativos, los pacientes suelen ser atendidos en su domicilio. En este caso, el asistente de cuidados debe asegurarse de que el domicilio es adecuado para los cuidados que se prestan, en colaboración con los servicios del hospital a domicilio (HAD). Esto puede incluir proporcionar una cama médica, una silla de ruedas adaptada y el equipo médico necesario para controlar los síntomas.

- ○ **Gestión de los cuidados técnicos a domicilio**: Los cuidados técnicos, como las **aspiraciones**

**traqueales**, los cambios de cánula o las infusiones de analgésicos, deben realizarse de forma segura. El auxiliar asistencial es responsable del uso correcto de los dispositivos médicos, de asegurarse de que funcionan correctamente y de explicar a los familiares cómo intervenir en caso necesario.

○ **Planificar las visitas y gestionar el equipo asistencial**: El auxiliar de cuidados trabaja con todo el equipo médico para garantizar la continuidad de los cuidados, planificar las visitas de la enfermera, el fisioterapeuta o el médico, y asegurarse de que se cubren todos los aspectos de los cuidados, incluso cuando los profesionales sanitarios no están presentes.

## 4. Anticiparse al final de la vida

En las fases avanzadas del cáncer de ORL, los cuidadores ayudan a **anticiparse a las necesidades del final de la vida**. Esto incluye controlar el dolor al final de la vida, garantizar la comodidad del paciente y controlar los síntomas de ansiedad. Es importante escuchar los deseos del paciente respecto a sus últimos días y respetar sus deseos, sobre todo en lo que se refiere al lugar donde se encuentran sus seres queridos y dónde desea pasar sus últimos momentos.

Los cuidados paliativos tienen como objetivo aliviar **el dolor intratable** al final de la vida, a veces utilizando protocolos específicos como **la sedación paliativa**, si el sufrimiento no puede controlarse de ninguna otra forma. Los cuidadores acompañan a los pacientes y sus familias en esta difícil etapa, siendo una figura de consuelo y amabilidad.

# Capítulo 4

# Técnicas y tratamientos específicos de ORL

- **Traqueotomía**
  - Pasos de los cuidados traqueales: aspiración, limpieza de la cánula

**El cuidado de la tráquea** es un procedimiento esencial para los pacientes con traqueostomía. Ayuda a mantener permeables las vías respiratorias, evitar la acumulación de secreciones y prevenir las infecciones. Los cuidados regulares de la traqueostomía implican dos etapas básicas: la **aspiración de las secreciones** y la **limpieza de la cánula** traqueal. Estos cuidados deben realizarse con rigor y cuidado para garantizar un confort óptimo del paciente y evitar cualquier complicación. El auxiliar de enfermería, en colaboración con el equipo médico, desempeña un papel clave en la realización de estos cuidados, asegurándose de que se siguen protocolos estrictos para garantizar la eficacia y la seguridad de los procedimientos.

# 1. Aspiración de secreciones traqueales

**La aspiración de secreciones** es uno de los pasos cruciales en el cuidado de la tráquea. Las secreciones respiratorias pueden acumularse en la tráquea y obstruir parcial o totalmente las vías respiratorias, lo que puede dificultar la respiración del paciente y provocar infecciones o dificultades respiratorias. La aspiración ayuda a eliminar estas secreciones y a mantener una respiración libre y cómoda.

**Pasos en la aspiración traqueal :**

1. **Preparación del equipo**: Antes de empezar, es esencial preparar todo el equipo necesario. Esto incluye un **catéter de aspiración estéril**, un dispositivo de aspiración (normalmente un aspirador portátil o fijo), solución salina estéril, guantes estériles y compresas. Es esencial asegurarse de que el dispositivo de aspiración está correctamente ajustado a la presión de aspiración adecuada (entre 80 y 120 mmHg para un adulto, menos para un niño) para no dañar la mucosa traqueal.

2. **Colocación del paciente** : El paciente debe instalarse **en posición semisentada** o con la cabeza ligeramente elevada para facilitar la respiración y el paso del catéter. Es importante tranquilizar al paciente explicándole cada paso, ya que la aspiración puede provocar molestias o reflejos de tos.

3. **Uso de guantes estériles**: la aspiración traqueal debe realizarse en condiciones de asepsia rigurosa para evitar la introducción de agentes infecciosos en las vías respiratorias. Por lo tanto, el personal sanitario debe llevar **guantes estériles** y mantener un entorno limpio alrededor de la traqueostomía.

4. **Aspiración de secreciones**: El catéter de aspiración se introduce suavemente en el tubo traqueal, sin forzar, hasta que llega al fondo de la tráquea o el paciente siente la necesidad de toser. Una vez colocado el catéter, se activa la succión a medida que se retira gradualmente. Es importante retirar el catéter con movimientos rotatorios suaves para eliminar eficazmente las secreciones. Cada succión no debe durar más de **10 a 15 segundos**, para no privar al paciente de oxígeno durante un periodo prolongado.

5. **Hidratación de las vías respiratorias**: Para diluir las secreciones y facilitar su eliminación, a veces es necesario introducir algunos mililitros de **solución salina estéril** en la cánula antes o entre las aspiraciones. Esto licúa las secreciones espesas.

6. **Monitorización del estado del paciente**: Durante y después de la aspiración, es fundamental vigilar **la frecuencia respiratoria** del paciente, la **saturación de oxígeno** y los signos de **dificultad respiratoria**. En ocasiones, la aspiración puede provocar reflejos de tos o ligeras hemorragias debido a la irritación de las mucosas.

Debe estar atento a cualquier reacción anormal o signo de malestar en el paciente.

7.  **Eliminación y limpieza**: Tras la aspiración, el material utilizado (catéter, guantes, compresas) debe eliminarse en bolsas adecuadas para residuos médicos. El aspirador y sus accesorios también deben limpiarse y desinfectarse para evitar la contaminación durante el tratamiento posterior.

## 2. Limpieza de la cánula traqueal

La **cánula traqueal** permite al paciente respirar directamente a través del orificio de la tráquea, pero puede obstruirse fácilmente por las secreciones. Por lo tanto, la limpieza de la cánula, sobre todo de su interior, es una parte esencial de los cuidados traqueales. Esto ayuda a prevenir infecciones, mejorar el confort respiratorio del paciente y mantener una buena higiene de la traqueostomía.

**Pasos para la limpieza de la cánula traqueal :**

1.  **Preparación del equipo**: Para limpiar la cánula, es necesario preparar un recipiente con solución salina estéril o agua jabonosa estéril, un cepillo estéril específico para limpiar la cánula, compresas estériles, guantes estériles y soluciones antisépticas para cuidar la zona de la traqueostomía.

2.  **Extracción de la cánula interna** : La mayoría de las cánulas traqueales constan de una parte exterior fija y una **cánula interior** extraíble. El asistente sanitario retira suavemente la cánula interna, teniendo cuidado de no causar irritación ni molestias al paciente. Este procedimiento debe realizarse en un entorno limpio, con guantes estériles, para evitar cualquier riesgo de infección.

3.  **Limpieza de la cánula interna** : La cánula interna se sumerge en solución salina estéril o en agua jabonosa y, a continuación, se frota suavemente con el cepillo para eliminar las secreciones acumuladas en su interior. Una vez limpia, se enjuaga a fondo con agua estéril para eliminar todos los restos de jabón y, a continuación, se seca con compresas estériles.

4.  **Cuidados de la zona de traqueostomía**: Mientras se limpia la cánula interna, el asistente sanitario aprovecha para comprobar el estado de la zona de traqueostomía. El **apósito que rodea la zona** debe cambiarse con regularidad para evitar la acumulación de secreciones o humedad, que podría provocar maceración o infección. La piel que rodea la traqueostomía se limpia con una solución antiséptica suave y compresas estériles, teniendo cuidado de no causar una fricción excesiva en los frágiles tejidos.

5.  **Reinserción de la cánula interna**: Una vez que la cánula interna está limpia y seca, se vuelve a insertar con cuidado en la cánula externa. El auxiliar de enfermería se asegura de que la cánula está correctamente colocada y de que el paciente no siente ninguna molestia. También comprueba que el paciente respira con normalidad tras la reinserción de la cánula.

6.  **Controlar el confort y el estado general del paciente**: Después de limpiar la cánula y cuidar la zona, el asistente sanitario observa atentamente al paciente para asegurarse de que respira sin dificultad y no muestra signos de malestar. Se asegura de que la zona de la traqueostomía esté limpia, seca y sin enrojecimiento ni signos de infección.

○ Controlar y prevenir las complicaciones (infección, desplazamiento)

Vigilar y prevenir **las complicaciones** es una tarea crucial para garantizar la seguridad y el bienestar de los pacientes, sobre todo de aquellos con traqueostomías u otros dispositivos médicos que puedan entrañar riesgos. En los cuidados traqueales u otros procedimientos invasivos, las complicaciones más frecuentes son las **infecciones** y el **desplazamiento de la cánula**. La prevención de estas complicaciones requiere una vigilancia constante, cuidados regulares y una buena comunicación entre el equipo asistencial y el paciente.

## Prevención de infecciones

Las infecciones son una de las principales complicaciones asociadas a los cuidados traqueales y los dispositivos invasivos. Una infección alrededor de la traqueostomía o en las vías respiratorias puede tener graves consecuencias si no se identifica y trata rápidamente.

**1. Higiene y cuidados rigurosos de la zona de traqueostomía.**

**La vigilancia de la zona de traqueostomía** es prioritaria para prevenir las infecciones. El sitio debe observarse cuidadosamente todos los días para detectar signos tempranos de infección, como :

- **Enrojecimiento** o **inflamación** alrededor de la incisión.
- **Hinchazón** o aumento de la sensibilidad alrededor de la zona.
- **Secreción purulenta** o maloliente **de** la zona de la traqueostomía.
- **Calor local** y dolor alrededor de la zona afectada.

Para prevenir estas infecciones, la limpieza diaria es esencial:

- El asistente sanitario utiliza **soluciones antisépticas** estériles para limpiar suavemente la piel que rodea la zona de la traqueostomía, teniendo cuidado de evitar irritaciones o traumatismos adicionales.

122

- **Los apósitos alrededor de la zona** deben cambiarse con regularidad, especialmente si se humedecen o ensucian con secreciones. Un apósito limpio y seco evita la maceración, que favorece la proliferación de bacterias.

## 2. Mantener la asepsia durante los cuidados

Los cuidados traqueales deben realizarse siempre respetando protocolos asépticos estrictos. El uso de **guantes estériles**, material limpio y soluciones estériles al aspirar o limpiar la cánula es esencial para evitar la contaminación. Los auxiliares sanitarios también deben lavarse las manos antes y después de cada procedimiento, utilizando jabón o una solución hidroalcohólica.

## 3. Control de los síntomas de infección sistémica

Además de los signos locales de infección, es crucial estar atento a los signos de **infección sistémica**, que podrían indicar que la infección se ha extendido:

- **Fiebre** inexplicable.
- **Escalofríos**, sudores nocturnos o malestar general.
- Aumento de **la frecuencia cardiaca** (taquicardia) o **respiratoria**.

Si aparecen estos signos, el cuidador debe informar inmediatamente al médico, ya que una infección no controlada puede convertirse en **septicemia**, una urgencia médica grave.

# Prevención del desplazamiento de la cánula

**El desplazamiento** o la **desinserción** del tubo endotraqueal es otra complicación potencialmente peligrosa que puede **provocar dificultad respiratoria** grave. Esto puede ocurrir por diversos motivos, como un movimiento brusco del paciente, una cánula suelta o un accidente durante los cuidados.

## 1. Fijación de la cánula

Una de las primeras medidas preventivas es asegurarse de que la cánula está bien sujeta en su sitio. Se utilizan **tiras o cintas de fijación** para mantener la cánula estable y evitar cualquier movimiento o desprendimiento accidental. El auxiliar de enfermería debe :

- Compruebe periódicamente que las **cintas de sujeción** estén ajustadas pero no demasiado apretadas, para evitar tanto el roce excesivo como la inestabilidad de la cánula.
- Cambie estas cintas con regularidad para asegurarse de que permanecen limpias, libres de secreciones y humedad, y no causan irritación cutánea.

## 2. Vigilancia de los signos de desplazamiento

Es esencial estar atento a la posición de la cánula. El desplazamiento parcial o total puede pasar desapercibido al principio, pero puede tener consecuencias graves si no se corrige rápidamente. Los signos a los que hay que prestar atención son :

- **Ruidos respiratorios anormales** o alterados, como sibilancias o ronquidos, que indican una obstrucción parcial de la cánula.
- **Esfuerzo respiratorio** visible, como respiración más rápida y superficial o movimientos torácicos acentuados.
- **Saturación de oxígeno** anormalmente baja, detectada por un saturómetro.
- **Tos frecuente**, intentos de eliminar molestias o molestias respiratorias repentinas.

## 3. Reacciones en caso de desplazamiento

Si se sospecha **desplazamiento** o **desinserción** de la cánula, es crucial actuar con rapidez y de forma coordinada:

124

- **Tranquilice al paciente** y pídale que permanezca quieto y tranquilo para evitar que la situación empeore.
- **Reajuste la cánula** si se ha desplazado ligeramente, mientras comprueba que se ha restablecido la respiración.
- Si la cánula se ha desprendido completamente o si la dificultad respiratoria empeora, es imprescindible llamar rápidamente a un profesional sanitario (enfermera, médico) para que vuelva a insertar la cánula o realice un procedimiento más complejo. En caso de emergencia, el auxiliar de cuidados debe estar formado para reaccionar y seguir los protocolos de emergencia, incluida la administración de oxígeno temporal si es necesario.

## Formación y educación de los pacientes y sus familias

Otro aspecto clave de la prevención de complicaciones **es la educación de los pacientes** y sus familias. Si el paciente es capaz de manejar la cánula por sí mismo, o si se le cuida en casa, el cuidador debe asegurarse de que se le enseñan buenas prácticas de cuidado traqueal.

### 1. Enseñanza de los gestos básicos

Los pacientes o sus familiares necesitan saber cómo :

- **Vigilar la zona de la traqueostomía** para detectar signos de infección o complicaciones.
- **Aspirar las secreciones** de forma segura, con formación en el uso de equipos de aspiración.
- **Limpiar la cánula interna** y cambiar los apósitos respetando las normas de higiene.
- Reaccionar en caso de **desplazamiento de la cánula**, en particular manteniendo la respiración del paciente y contactando rápidamente con los profesionales sanitarios.

## 2. Establecer protocolos de emergencia

Los cuidadores también deben asegurarse de que los pacientes y sus familiares conozcan las **señales de alarma** que requieren una atención rápida, así como los pasos a seguir en caso de emergencia (retirada de la cánula, dificultad respiratoria). Deben establecerse protocolos de emergencia sencillos y accesibles en el domicilio para garantizar la seguridad del paciente.

* **Apósitos ORL**
  ◦ Técnicas de cambio de apósitos complejos (postoperatorio, drenaje)

**El cambio de apósitos complejos**, sobre todo los realizados tras una intervención quirúrgica o en los que hay dispositivos de drenaje, es una etapa clave en el tratamiento postoperatorio de los pacientes. Estos apósitos, más elaborados que los convencionales, están diseñados para proteger la herida, prevenir la infección, favorecer la cicatrización y mantener un entorno húmedo controlado alrededor de la herida. Su cambio requiere una **técnica rigurosa para** garantizar la asepsia y evitar cualquier complicación. El auxiliar de enfermería desempeña un papel esencial en este procedimiento asegurando la comodidad del paciente, vigilando la evolución de la herida y aplicando con precisión los cuidados necesarios.

# 1. Preparación del equipo y del entorno

El primer paso antes de cualquier cambio complejo de apósito es **una preparación cuidadosa del material y del entorno**. Los cuidados postoperatorios requieren un alto nivel de higiene para evitar infecciones, sobre todo cuando la herida es profunda o si hay drenaje.

* **Lavarse las manos y llevar guantes estériles**: La higiene de las manos es la primera barrera contra la infección.

Antes de manipular el apósito, el celador debe lavarse cuidadosamente las manos y, a continuación, ponerse **guantes estériles**. Si es necesario, también se utiliza una bata y una mascarilla para garantizar la máxima protección.

- **Preparación del material estéril**: Todo el material necesario para cambiar el apósito debe estar preparado de antemano. Esto incluye **compresas estériles**, pinzas, tijeras estériles, soluciones antisépticas y el nuevo apósito estéril. Es importante colocar estos materiales sobre una superficie limpia y estéril para evitar la contaminación.

- **Planificación del espacio**: El entorno en el que se realizan los cambios de apósito debe ser tranquilo y limpio. En el hospital, esto se hace en una habitación adecuada. En casa, hay que procurar desinfectar la zona que rodea al paciente y limitar las fuentes de contaminación (corrientes de aire, objetos no estériles en las proximidades).

## 2. Retirada del apósito antiguo

**La retirada del apósito** antiguo es una etapa delicada, especialmente en el postoperatorio o cuando hay drenajes. La forma de retirar el apósito puede influir en la evolución de la herida y en la sensación de dolor del paciente.

- **Retire el apósito con cuidado**: El apósito debe retirarse con cuidado para evitar dañar el tejido en cicatrización. Si el apósito está pegado a la piel o a la herida, puede humedecerse con una solución salina estéril para facilitar su retirada sin tirar de la piel o la herida.

- **Evitar el dolor y minimizar las molestias**: Los cuidadores deben informar siempre al paciente de cada procedimiento y retirar el apósito lentamente, vigilando las reacciones del paciente. Si el paciente siente dolor, puede ser necesaria una pausa para tranquilizarle y adaptar el procedimiento.

- **Inspeccionar la herida y cualquier drenaje**: Una vez retirado el apósito, el auxiliar de enfermería debe inspeccionar la herida. Se trata de evaluar el proceso de cicatrización, observando la presencia de enrojecimiento, secreción purulenta o signos de infección como hinchazón u olor. Si hay un drenaje, también debe comprobarse que funciona correctamente, que no está obstruido y que la secreción es normal en cuanto a cantidad y aspecto (sangre, líquido claro, etc.).

## 3. Limpieza de la herida

**La limpieza de** la **herida** es esencial para eliminar restos y prevenir infecciones. Prepara la herida antes de aplicar el nuevo apósito.

- **Uso de compresas estériles y solución antiséptica**: El auxiliar de enfermería utiliza **compresas estériles empapadas en solución antiséptica** para limpiar suavemente la herida. No se debe frotar la herida, ya que esto podría dañar el tejido en cicatrización. La limpieza suele hacerse desde el centro de la herida hacia fuera para evitar que entren bacterias en la herida.

- **Vigilancia de los signos de infección**: Durante esta fase, el auxiliar de enfermería debe prestar especial atención a los signos de infección: calor en la herida, enrojecimiento importante, exudado anormal u olor desagradable. Si hay signos de infección, es esencial alertar al médico para que pueda evaluar la herida y modificar el tratamiento si es necesario.

- **Cuidados alrededor del drenaje**: Si la herida está equipada con un drenaje (como un drenaje Redon), los cuidados alrededor de la abertura del drenaje deben llevarse a cabo con especial cuidado. El auxiliar de enfermería limpia la zona cuidadosamente para evitar irritaciones y eliminar las secreciones que puedan acumularse alrededor del drenaje. Un buen manejo del drenaje es crucial para evitar obstrucciones o infecciones.

## 4. Aplicación del nuevo apósito

Una vez limpia e inspeccionada la herida, es el momento de **aplicar el nuevo apósito**. La elección del apósito depende del estado de la herida y de las instrucciones médicas. Algunos apósitos están diseñados para favorecer un entorno húmedo, otros para absorber el exudado.

- **Elección del apósito adecuado**: El apósito debe elegirse en función de la naturaleza de la herida (seca, exudativa, infectada). **Los apósitos hidrocoloides**, por ejemplo, suelen utilizarse para crear un entorno húmedo que favorezca la cicatrización, mientras que los apósitos a base de alginato o espuma absorben las secreciones.

- **Aplicación mediante técnicas estériles**: El auxiliar de enfermería aplica el apósito sin tocar directamente la herida ni la superficie estéril del apósito. Para ello, utiliza **pinzas estériles** para manipular el apósito y colocarlo correctamente sobre la herida.

- **Fijación del apósito**: Una vez aplicado el apósito, debe fijarse para que permanezca en su sitio sin causar irritaciones. Suele recomendarse el uso de tiras adhesivas no alergénicas o mallas elásticas. Es importante asegurarse de que el apósito está bien colocado pero no comprime la herida, lo que podría perjudicar la circulación sanguínea y la cicatrización.

## 5. Control y seguimiento del paciente tras el cambio de apósito.

Una vez colocado el nuevo apósito, el asistente sanitario sigue **controlando la evolución de la herida y el estado general del paciente**.

- **Compruebe que el paciente está cómodo**: El paciente debe sentirse cómodo con el nuevo apósito. El cuidador puede pedir al paciente que informe de cualquier molestia o dolor asociado al apósito. Si el apósito no se ajusta bien o aprieta demasiado, se ajustará inmediatamente.

- **Planifique el siguiente cambio de apósito**: La frecuencia de los cambios de apósito viene determinada por la evolución de la herida y las instrucciones del médico. Algunas heridas necesitan cambiarse todos los días, otras cada dos o tres días. El auxiliar de enfermería debe asegurarse de que se respetan estos plazos y de que los próximos cambios de apósito se planifican en función del estado del paciente.

  ◦ Tratamiento de las hemorragias y cuidados postoperatorios

**El tratamiento de las hemorragias** y los **cuidados postoperatorios** son pasos fundamentales en la recuperación del paciente. Las hemorragias postoperatorias, leves o graves, pueden producirse en las horas o días siguientes a la intervención y constituyen una urgencia médica que requiere atención inmediata. Además, los cuidados postoperatorios deben ser meticulosos para favorecer la cicatrización, prevenir complicaciones y garantizar la comodidad del paciente. En este contexto, el auxiliar de enfermería desempeña un papel fundamental en la estrecha vigilancia de los pacientes, la detección de los primeros signos de hemorragia y la aplicación de los cuidados adecuados para prevenir cualquier empeoramiento.

# 1. Reconocimiento y tratamiento de la hemorragia postoperatoria

Las hemorragias tras una intervención quirúrgica pueden ser visibles (flujo sanguíneo externo) o internas (hemorragia interna). Es crucial **reconocer rápidamente** los signos de hemorragia para intervenir eficazmente y evitar consecuencias graves como la hipovolemia (reducción del volumen sanguíneo) o el shock.

**Signos de hemorragia postoperatoria**

**Los signos visibles** de hemorragia incluyen:

- **Flujo sanguíneo importante procedente de** la herida, que no disminuye ni se intensifica tras la intervención.
- **Apósito empapado en sangre** o que requiere cambios frecuentes.
- **Sangrado por los drenajes**, con aumento del volumen de sangre recogida.

Por otra **parte, los signos de hemorragia interna** pueden ser más sutiles y manifestarse como :

- **Dolor intenso o creciente** en el lugar de la intervención.
- **Hematomas significativos** alrededor de la herida quirúrgica.
- Síntomas de **hipotensión** (descenso de la tensión arterial), como mareos, palidez intensa, aumento de la frecuencia cardiaca (taquicardia) o sensación de debilidad.

**Intervención inmediata en caso de hemorragia**

Cuando se sospecha una hemorragia, es necesario actuar de forma rápida y coordinada:

1. **Evaluación inicial**: El asistente sanitario evalúa inmediatamente el alcance de la hemorragia. Anota la cantidad y la velocidad de la hemorragia visible, comprueba la saturación de oxígeno y controla las constantes vitales del paciente (tensión arterial, pulso). Estos elementos son cruciales para evaluar la gravedad de la hemorragia.

2. **Compresión del lugar de la hemorragia**: En caso de hemorragia externa visible, el primer paso es **aplicar compresión manual** directa sobre la herida para reducir el flujo sanguíneo. El cuidador puede utilizar compresas estériles para aplicar esta presión, teniendo cuidado de no mover la cánula, los drenajes o cualquier otro dispositivo médico colocado.

3. **Alertar al equipo médico**: Como la hemorragia es una urgencia, el cuidador debe alertar inmediatamente a un médico o enfermero para que se puedan poner en marcha medidas más invasivas, como la administración de analgésicos, el tratamiento de la anemia con una transfusión de sangre si es necesario, o la repetición de la operación para controlar la hemorragia.

4. **Vigilancia estrecha**: Mientras se espera la llegada de los servicios de urgencia, el auxiliar de enfermería **vigila de cerca** las constantes vitales del paciente e intenta tranquilizarlo. El paciente debe permanecer en decúbito supino o semisentado, según la localización de la hemorragia, para evitar que ésta empeore.

## 2. Cuidados postoperatorios: pasos esenciales

Los cuidados postoperatorios tienen por objeto favorecer el proceso de cicatrización, prevenir infecciones y otras complicaciones y garantizar la comodidad del paciente. Tras cualquier intervención quirúrgica, estos cuidados deben ser rigurosos y adaptarse a las necesidades individuales de cada paciente.

## Cuidado de heridas quirúrgicas

El cuidado de las heridas es prioritario tras una operación, ya que un tratamiento deficiente puede provocar infecciones o retrasar la cicatrización.

1. **Cambio del apósito** : El apósito debe cambiarse regularmente, según las recomendaciones del cirujano, para garantizar que la herida permanezca limpia y seca. El auxiliar de enfermería sigue un protocolo estricto de asepsia, utilizando guantes estériles y material limpio. Limpia suavemente la zona alrededor de la herida con soluciones antisépticas y evalúa el aspecto de la cicatriz, observando si hay signos de infección, como enrojecimiento, hinchazón, calor o secreción purulenta.

2. **Control de los drenajes**: si hay drenajes colocados para eliminar líquidos (sangre, fluidos serosos) alrededor del lugar de la operación, el auxiliar de enfermería se asegura de que funcionan correctamente. Anotan la cantidad y el aspecto de los líquidos drenados, y son alertados si se produce algún cambio sospechoso (más sangre, líquido turbio o maloliente). El mal funcionamiento de los drenajes puede provocar una acumulación de líquidos y retrasar la cicatrización.

3. **Suturas y grapas**: En algunos casos, hay **suturas** o **grapas**. El auxiliar de enfermería comprueba su integridad y si hay signos de desgarro, tensión o inflamación alrededor de los puntos. Cuando llegue el momento de retirar las grapas o suturas, debe hacerse con cuidado para evitar abrir la herida prematuramente.

## Tratamiento del dolor

**El tratamiento del dolor** es una parte esencial de los cuidados postoperatorios, ya que repercute directamente en la comodidad del paciente y en la calidad de su recuperación. Un dolor mal controlado puede retrasar la curación, causar estrés y afectar a la moral del paciente.

1.  **Administración de analgésicos**: El auxiliar de enfermería se encarga de que el paciente reciba los analgésicos prescritos por el médico. En función de la intensidad del dolor, pueden administrarse distintos tipos de analgésicos (paracetamol, antiinflamatorios, opiáceos). Es esencial vigilar los efectos secundarios, sobre todo en el caso de los opioides, que pueden provocar náuseas, somnolencia o estreñimiento.

2.  **Control del dolor**: los cuidadores deben evaluar periódicamente la intensidad del dolor que siente el paciente utilizando **escalas de dolor** (escala analógica visual o escala numérica), y ajustar el tratamiento en colaboración con el médico. El tratamiento proactivo del dolor ayuda a evitar las crisis de dolor agudo y mejora el confort del paciente.

3.  **Métodos complementarios de tratamiento del dolor**: Además de la medicación, técnicas complementarias como la aplicación de **compresas frías** para reducir la inflamación, técnicas de relajación o cambios en la postura del paciente pueden ayudar a aliviar el dolor postoperatorio.

## Prevención de infecciones

Además de la limpieza periódica de la herida, se toman otras precauciones para prevenir las infecciones postoperatorias:

1. **Higiene estricta**: los cuidados se realizan con guantes estériles y soluciones antisépticas para evitar la contaminación. El personal de enfermería, los visitantes y los pacientes deben lavarse las manos con frecuencia para limitar el riesgo de infección.

2. **Vigilancia de los signos de infección**: las infecciones postoperatorias suelen manifestarse a través de síntomas locales (enrojecimiento, calor, secreciones) o generales (fiebre, escalofríos). El auxiliar de enfermería vigila atentamente estos signos e informa al equipo médico de cualquier anomalía. Si se sospecha una infección, pueden prescribirse antibióticos para tratarla.

### Control general del paciente

Los cuidados postoperatorios no se limitan al tratamiento de la herida. Hay que vigilar el estado general del paciente para garantizar una buena recuperación:

1. **Control de las constantes vitales**: La tensión arterial, el pulso, la temperatura y la frecuencia respiratoria deben controlarse regularmente. Las variaciones anormales de estos parámetros pueden indicar una complicación postoperatoria (hemorragia, infección sistémica, embolia pulmonar, etc.).

2. **Movilización precoz**: Según las recomendaciones del cirujano, se fomenta la movilización precoz para prevenir complicaciones como la trombosis venosa profunda (TVP). El auxiliar de enfermería acompaña al paciente durante sus primeros movimientos, ayudándole a caminar suavemente o a cambiar de posición en la cama para favorecer la circulación sanguínea y evitar la formación de coágulos.

3. **Dieta adaptada**: Por último, es importante reintroducir una dieta adaptada al estado postoperatorio del paciente.

Según la naturaleza de la operación, se pueden recomendar alimentos líquidos, mezclados o sólidos. El auxiliar de enfermería también vigilará la hidratación del paciente para favorecer una buena recuperación.

    ◦  Uso de compresas y tiras nasales

**El uso de compresas y tiras nasales** es una parte esencial de la atención otorrinolaringológica, sobre todo para el tratamiento y la gestión de diversas afecciones nasales. Estos dispositivos se utilizan para controlar hemorragias, favorecer la cicatrización de heridas, mantener abiertos los conductos nasales tras una intervención quirúrgica y prevenir complicaciones postoperatorias. Su aplicación requiere una técnica precisa para garantizar su eficacia al tiempo que se minimizan las molestias del paciente. El auxiliar de enfermería desempeña un papel crucial en la aplicación, supervisión y sustitución de estos dispositivos, garantizando que se mantenga un entorno estéril y que se sigan las instrucciones médicas para cada paciente.

# 1. Uso de compresas nasales

**Las compresas nasales** suelen utilizarse para tratar situaciones como hemorragias nasales (epistaxis), pero también después de intervenciones quirúrgicas como rinoplastia, septoplastia o cirugía de los senos paranasales. Aplican una presión localizada en el interior de la cavidad nasal, lo que ayuda a detener la hemorragia y facilita la cicatrización.

## 1.1 Detener la hemorragia (epistaxis)

**La epistaxis** (hemorragia nasal) es frecuente en ORL, sobre todo en pacientes con trastornos de la coagulación, hipertensión o irritación crónica de la mucosa nasal. Las compresas nasales, a veces empapadas en solución hemostática, son un medio eficaz para detener la hemorragia.

- **Técnica de inserción**: Tras calmar al paciente y explicarle el procedimiento, el asistente sanitario prepara la compresa nasal. La compresa puede enrollarse o empaparse en un vasoconstrictor para ayudar a detener la hemorragia. A continuación, se introduce suavemente en la fosa nasal afectada, con cuidado de no causar ningún traumatismo adicional. La presión ejercida por la compresa ayuda a comprimir los vasos sanguíneos y detener la hemorragia.

- **Control del paciente**: Después de colocar la compresa, el asistente sanitario vigilará de cerca el estado del paciente para asegurarse de que se detiene la hemorragia. La compresa debe dejarse durante el tiempo recomendado por el médico, que puede variar en función de la gravedad de la epistaxis. El celador también se asegura de que el paciente permanezca tranquilo y adopte una posición semisentada para reducir la presión sanguínea en las fosas nasales y limitar el riesgo de que se repita la hemorragia.

- **Retirada de las compresas**: Cuando se retira la compresa, debe hacerse con suavidad para evitar que se reinicie la hemorragia. En ocasiones, el auxiliar de enfermería humedece ligeramente la compresa para facilitar su retirada y minimizar la irritación de las mucosas.

### 1.2 Uso postoperatorio

Las compresas nasales también suelen utilizarse después de una intervención quirúrgica nasal, como una rinoplastia o una septoplastia, para mantener la estructura interna de la nariz y favorecer una cicatrización armoniosa.

- **Prevención de hemorragias postoperatorias**: Tras una intervención quirúrgica nasal, pueden colocarse compresas nasales para prevenir hemorragias. Ayudan a mantener una ligera presión sobre los tejidos operados, favoreciendo la hemostasia y reduciendo el riesgo de hemorragias secundarias.

- **Apoyo a la cicatrización**: Además de prevenir las hemorragias, estas compresas favorecen la cicatrización de los tejidos nasales al mantener un entorno limpio y ligeramente comprimido. También evitan la acumulación de sangre y secreciones que podrían provocar complicaciones como infecciones o la formación de molestas costras.

- **Control de las compresas postoperatorias**: los cuidadores deben asegurarse de que las compresas nasales permanezcan en su sitio y no causen molestias indebidas al paciente. También deben estar atentos a cualquier complicación, como aumento del dolor, hinchazón inusual o secreción purulenta, que podría indicar una infección.

## 2. Uso de tiras nasales

**Las tiras nasales** se utilizan con frecuencia para mantener abiertas las fosas nasales después de una intervención quirúrgica o en el tratamiento de la obstrucción nasal crónica. Ayudan a sostener las estructuras internas de la nariz, facilitando la respiración y mejorando la cicatrización.

### 2.1 Mantener abiertas las fosas nasales

Después de ciertas cirugías nasales, como la septoplastia (corrección del tabique nasal desviado) o la cirugía de cornetes nasales, las fosas nasales pueden tender a estrecharse debido a la hinchazón postoperatoria. Las tiras nasales se utilizan para mantener las fosas nasales bien abiertas, facilitando el paso del aire y reduciendo la sensación de congestión.

- **Aplicación de las tiras**: El auxiliar de enfermería aplica suavemente las tiras en la nariz del paciente, a menudo justo encima de las fosas nasales. La finalidad de estas tiras adhesivas es elevar ligeramente las fosas nasales y evitar que se colapsen. Esto permite al paciente respirar con más facilidad, sobre todo por la noche, cuando la congestión nasal puede ser más pronunciada.

• **Comodidad y ajuste**: es importante que las vendas estén bien ajustadas, ni demasiado apretadas ni demasiado flojas, para no causar molestias ni roces excesivos en la piel. El cuidador debe asegurarse de que las tiritas no interfieran con las actividades diarias o el sueño del paciente.

**2.2 Reducir la congestión nasal**

Las tiras nasales no sólo se utilizan después de una intervención quirúrgica, sino también para aliviar **la congestión nasal crónica**, como en el caso de la rinitis alérgica o la desviación del tabique nasal. Son especialmente útiles por la noche, ya que mejoran la calidad de la respiración y ayudan a evitar los ronquidos.

• **Mejora de la calidad de vida**: para los pacientes que sufren congestión crónica, las tiras nasales pueden mejorar mucho el confort respiratorio, sobre todo durante el sueño. Los cuidadores pueden enseñar a los pacientes a utilizar las tiras de forma óptima para maximizar su eficacia.

• **Seguimiento de los efectos** : El cuidador debe supervisar la evolución del paciente, asegurándose de que el uso regular de las tiras nasales mejora eficazmente la respiración sin causar irritación cutánea ni molestias excesivas.

# 3. El papel del auxiliar de enfermería en la monitorización y el confort del paciente

El papel del auxiliar de enfermería es fundamental en la aplicación de compresas y tiras nasales, así como en el **seguimiento de la evolución de la** afección del paciente. Además de los aspectos técnicos de los cuidados, el auxiliar de enfermería es responsable de garantizar la comodidad del paciente, prevenir complicaciones y anticiparse a las necesidades específicas relacionadas con la afección nasal.

- **Tranquilidad y comunicación**: El asistente sanitario explica al paciente cada fase de los cuidados, dedicando tiempo a responder a sus preguntas y a tranquilizarle. Las molestias causadas por las compresas o los vendajes pueden ser desestabilizadoras, sobre todo después de una intervención quirúrgica, y el asistente sanitario debe asegurarse de que el paciente se sienta seguro y bien informado.

- Vigilancia **de las complicaciones**: Durante el uso de compresas o tiras nasales, el cuidador debe permanecer atento a los signos de complicaciones: dolor intenso, hemorragia persistente, infecciones o reacciones alérgicas a los materiales utilizados. Una intervención precoz en caso de problema puede evitar complicaciones graves y facilitar una recuperación más rápida.

- **Gestión de pacientes con audífonos**
  - ∘ Ayuda para la adaptación y el mantenimiento de audífonos

**Ayudar a adaptar** y **mantener los audífonos** es una tarea esencial en el apoyo a los pacientes con pérdida de audición. Estos dispositivos, que amplifican y clarifican el sonido, desempeñan un papel crucial en la rehabilitación auditiva, mejorando la calidad de vida de los pacientes al facilitarles la comunicación y la interacción con el mundo exterior. Para que estas prótesis sean plenamente eficaces, deben estar correctamente adaptadas y recibir un mantenimiento periódico. El auxiliar de enfermería, como persona de apoyo local, garantiza el uso correcto de estos dispositivos, ayudando en su manejo y mantenimiento diario y proporcionando consejos prácticos a los pacientes.

# 1. Ayuda para la adaptación de audífonos

Uno de los primeros pasos tras adquirir un audífono es **aprender a adaptarlo**. Puede parecer sencillo, pero requiere un poco de práctica y familiarización, sobre todo para las personas mayores o que nunca han utilizado este tipo de dispositivo. El trabajo del asistente consiste en guiar al paciente paso a paso en esta fase de aprendizaje.

## 1.1 Explicación y demostración

Antes de manipular el audífono, el audioprotesista empieza explicando su funcionamiento de forma sencilla y tranquilizadora. Muestra al paciente las distintas partes del audífono, como el **micrófono**, el **altavoz**, el **portapilas** y el **control de volumen**. Esto permite que el paciente se familiarice con el dispositivo y comprenda cómo funciona cada componente.

- **Describa cada paso**: El asistente explica al paciente cómo orientar correctamente la prótesis antes de introducirla en el oído. Le explica que la parte del micrófono debe quedar en el exterior para captar el sonido y que la boquilla, si la hay, debe introducirse suavemente en el conducto auditivo.

- **Demostración**: Para facilitar el aprendizaje, el asistente puede hacer una demostración sobre sí mismo o, con el consentimiento del paciente, sobre el paciente. Guiará al paciente a lo largo del proceso y le mostrará cómo debe ajustarse la prótesis para que encaje cómodamente en el oído.

## 1.2 Ayuda a la aplicación

Algunas personas, en particular los pacientes de edad avanzada o con dificultades de motricidad fina, pueden tener dificultades para manejar el audífono por sí mismos. En ese caso, el asistente les

**ayudará** a **colocárselo**, asegurándose de que esté bien colocado y resulte cómodo.

- **Colocación de la prótesis**: El asistente comprueba que la prótesis está correctamente insertada en el conducto auditivo y que no causa molestias ni dolor. Un audífono mal colocado no solo puede resultar incómodo, sino que también puede mermar la calidad del sonido percibido.

- **Ajuste de los parámetros**: Si es necesario, el asistente ayuda al paciente a ajustar el volumen de la prótesis, asegurándose de que el sonido no sea ni demasiado bajo ni demasiado alto. También le explicará cómo ajustar el volumen para adaptarlo al entorno sonoro.

## 2. Mantenimiento de los audífonos

Para garantizar su correcto funcionamiento, **los audífonos** requieren un mantenimiento periódico. De este modo se evita la acumulación de cerumen, polvo o humedad, que podrían perjudicar el funcionamiento del aparato. El audioprotesista desempeña un papel fundamental ayudando al paciente y enseñándole buenas prácticas de limpieza y mantenimiento de su audífono.

### 2.1 Limpieza diaria

La limpieza de los audífonos es una rutina esencial para mantener su eficacia. Los audífonos, sobre todo los que encajan en el conducto auditivo, pueden obstruirse rápidamente con cerumen o partículas, lo que afecta a la calidad del sonido.

- **Utilización de herramientas de limpieza específicas**: los audífonos suelen suministrarse con pequeñas herramientas de limpieza, como **cepillos** o **hilos limpiadores**. El cuidador mostrará al paciente cómo utilizar estas herramientas para eliminar suavemente el cerumen y los residuos que puedan acumularse en el molde o alrededor del micrófono. Es importante limpiar bien el audífono sin dañarlo.

- **Superficies externas**: El cuidador también recuerda al paciente que debe limpiar la superficie externa de la prótesis con un paño limpio y seco, evitando el uso de productos químicos o agua, que podrían dañar los componentes electrónicos.

## 2.2 Sustitución de las pilas

Los audífonos suelen funcionar con **pilas**, que deben cambiarse periódicamente para garantizar un funcionamiento continuo. El asistente se asegurará de que el paciente sepa cómo cambiar las pilas y de que el audífono funcione correctamente una vez cambiadas.

- **Control de la duración de la batería**: el cuidador puede ayudar al paciente a identificar los signos de una batería agotada, como una disminución de la calidad del sonido o un pitido del dispositivo. También puede recordar al paciente que tenga siempre pilas de repuesto a mano.

- **Sustitución de las pilas**: Dependiendo del nivel de autonomía del paciente, el cuidador puede mostrarle cómo abrir el compartimento de las pilas, extraer la pila vieja e insertar una nueva. También le explicará que la colocación correcta de la pila es esencial para que la prótesis funcione correctamente.

## 2.3 Protección contra la humedad y los daños

La humedad es uno de los principales enemigos de los audífonos, ya que puede dañar los componentes electrónicos. Por ello, el auxiliar de enfermería asesora al paciente sobre las **medidas que debe tomar para proteger el audífono**.

- **Evitar las zonas húmedas**: El cuidador informará al paciente de que debe quitarse los audífonos antes de ducharse, bañarse o nadar. También es importante evitar exponerlos a la lluvia o a ambientes muy húmedos.

- **Uso de deshumidificadores**: A los pacientes que viven en entornos especialmente húmedos, el asistente puede aconsejarles que utilicen **cajas de secado o deshumidificadores** para proteger la dentadura durante la noche. Así se eliminan los restos de humedad que puedan acumularse durante el día.

# 3. Apoyo psicológico y educación

Además de los aspectos técnicos, el auxiliar de enfermería desempeña un papel fundamental a la hora de proporcionar apoyo psicológico a los pacientes que llevan audífonos. Adaptarse a estos dispositivos puede ser difícil, especialmente para los pacientes mayores o que han perdido gradualmente la audición. El auxiliar de enfermería les ayuda a **adaptarse gradualmente** a su nuevo audífono y a superar las dificultades iniciales.

### 3.1 Fomentar la paciencia

Los primeros días de uso de audífonos pueden ser confusos, ya que los pacientes redescubren sonidos que no oían desde hacía mucho tiempo. Esto puede provocar una **sobrecarga sensorial** o una sensación de incomodidad auditiva. El cuidador animará al paciente a usar los audífonos gradualmente, empezando con periodos cortos en entornos silenciosos, antes de aumentar gradualmente la duración del uso y la exposición a entornos más ruidosos.

### 3.2 Formación continua

El cuidador también debe asegurarse de que el paciente se sienta cómodo haciendo preguntas y entienda perfectamente cómo funcionan sus audífonos. Puede ofrecer **recordatorios periódicos** sobre cómo limpiar y mantener el dispositivo, u organizar sesiones de revisión si el paciente sigue teniendo dificultades.

○ Consejos de mantenimiento y educación del paciente

**El mantenimiento de los audífonos** es esencial para garantizar que funcionen correctamente y duren el mayor tiempo posible. En el caso de los pacientes que no conocen estos dispositivos, es importante proporcionarles **consejos claros** y **una formación completa** para que puedan cuidarlos de forma independiente. Una buena higiene y un manejo adecuado de los audífonos pueden evitar averías, mejorar la experiencia auditiva y garantizar un confort duradero. Los cuidadores desempeñan un papel clave en el apoyo a los pacientes, proporcionándoles la información necesaria y guiándoles en sus actividades cotidianas.

# 1. Consejos para el cuidado de los audífonos

La limpieza y el mantenimiento periódicos de los audífonos son esenciales para mantener su rendimiento. Estos son los principales consejos para que los pacientes cuiden de sus audífonos.

### 1.1 Limpieza diaria de los audífonos

**La limpieza diaria** ayuda a evitar la acumulación de cerumen y polvo, que pueden afectar a la calidad del sonido de los audífonos y provocar su mal funcionamiento. Los pasos a seguir son sencillos y deben explicarse claramente a los pacientes.

- **Uso de un cepillo suave**: los audífonos suelen venir con pequeños utensilios de limpieza, entre los que se incluye un **cepillo suave**. El paciente debe utilizarlo a diario para limpiar las aberturas del micrófono y del altavoz, así como los moldes. De este modo se elimina el cerumen o el polvo que pueda obstruir los componentes del audífono.

- **Evite el agua y los productos químicos**: Es fundamental recordar al paciente que nunca sumerja la prótesis en agua ni utilice productos químicos, como limpiadores domésticos o alcohol, para limpiar el dispositivo. La humedad o las sustancias agresivas pueden dañar los componentes electrónicos internos. Para limpiar la superficie exterior de la prótesis sólo se pueden utilizar toallitas **secas** o ligeramente humedecidas con agua.

- **Limpieza de los moldes**: Los audífonos intraauriculares o los audífonos con moldes requieren una limpieza especial de los moldes, donde puede acumularse el cerumen. El paciente debe retirar el molde si es desmontable y limpiarlo por separado con un paño suave y seco. Algunos modelos permiten sumergir las olivas en agua tibia jabonosa (sin sumergir los componentes electrónicos), pero debe confirmarse con el profesional sanitario que suministró el dispositivo.

## 1.2 Cambiar las pilas con regularidad

Las pilas son la fuente de energía de los audífonos y deben cambiarse con regularidad para que el aparato funcione correctamente.

- **Signos de pila agotada**: Los pacientes deben conocer los signos que indican que una pila está al final de su vida útil. El audífono puede emitir señales sonoras o perder rendimiento gradualmente. Un sonido más débil o irregular suele ser señal de que ha llegado el momento de sustituir la pila.

- **Manipulación** de las pilas: El paciente debe saber cómo manipular las pilas correctamente, evitando tocarlas con los dedos mojados o grasientos. El cuidador puede demostrar cómo abrir el compartimento de las pilas, insertar una pila nueva con la polaridad correcta y cerrar el dispositivo correctamente.

*   **Almacenamiento de las** pilas: Es importante explicar al paciente que las pilas deben **guardarse en un lugar seco** y a temperatura ambiente. Las pilas no utilizadas deben dejarse en su embalaje original hasta que se necesiten.

### 1.3 Proteger las prótesis de la humedad

**La humedad** es un factor importante en el deterioro de los audífonos, ya que puede dañar los componentes electrónicos.

*   **Quitarse el audífono en ambientes húmedos**: los pacientes deben acordarse de quitarse el audífono antes de ducharse, bañarse o nadar. También es aconsejable quitarse el audífono antes de peinarse o aplicarse productos como laca, que podrían obstruir el dispositivo.

*   **Uso de un deshumidificador**: Para los pacientes que viven en entornos húmedos, puede ser aconsejable aconsejarles que utilicen un **deshumidificador** para audífonos. Estos dispositivos ayudan a eliminar la humedad que se acumula en el audífono durante el día, especialmente por la noche cuando no se utiliza.

### 1.4 Manipulación cuidadosa

Los audífonos son aparatos frágiles que deben manipularse con cuidado.

*   **Acostumbrarse a quitarse el audífono con cuidado**: Al quitarse el audífono, los pacientes deben evitar tirar bruscamente del aparato, ya que podrían dañar el molde o los cables. El audífono debe extraerse con cuidado, agarrándolo por las partes externas.

- **Evite las caídas**: Se aconseja a los pacientes que **manejen sus prótesis por encima de una superficie blanda,** como una cama o una toalla, para evitar golpes o caídas que puedan romper los delicados componentes del dispositivo.

## 2. Educación del paciente sobre el uso de audífonos

Además de los consejos de mantenimiento, es importante educar a los pacientes sobre el uso y los ajustes necesarios para sacar el máximo partido de sus audífonos. **Comprender** bien la funcionalidad y el uso cotidiano es esencial para que los pacientes se adapten rápidamente a sus audífonos.

### 2.1 Uso progresivo del audífono

Adaptarse a un audífono puede llevar tiempo, especialmente en el caso de las personas que han experimentado una pérdida de audición progresiva. Es esencial animar al paciente **a llevar el audífono gradualmente**.

- **Comience en entornos tranquilos**: Durante los primeros días de uso, recomendamos llevar el dispositivo en entornos tranquilos, como en casa, para que el paciente pueda acostumbrarse a los sonidos amplificados sin sentirse abrumado por ruidos demasiado fuertes.

- **Aumentar gradualmente el tiempo de uso de la** prótesis: El cuidador aconseja al paciente que lleve el dispositivo durante unas pocas horas al día al principio, y luego aumentar gradualmente el tiempo de **uso** a medida que el paciente se adapta a la prótesis.

- **Exposición a distintos entornos**: Después de los primeros días, el paciente puede empezar a llevar el dispositivo en entornos más ruidosos, como lugares públicos o reuniones familiares. Es normal que tarde algún tiempo en acostumbrarse a los sonidos amplificados en estos entornos.

## 2.2 Ajustes y configuraciones del audífono

La mayoría de los audífonos modernos ofrecen **ajustes regulables** para adaptarse a distintas situaciones sonoras.

- **Ajuste del volumen**: El cuidador mostrará al paciente cómo ajustar el volumen del audífono para adaptarlo a su entorno. Un volumen demasiado alto en un entorno silencioso puede resultar desagradable, mientras que un volumen demasiado bajo en un entorno ruidoso podría impedir al paciente oír correctamente.

- **Programas específicos**: Algunos audífonos tienen programas para distintas situaciones (entorno ruidoso, conversación, televisión, etc.). Hay que enseñar a los pacientes a pasar de un programa a otro en función de sus necesidades.

## 2.3 Entrevistas periódicas con un audioprotesista

Aunque los pacientes pueden aprender a mantener sus audífonos a diario, es esencial recordar la importancia de las **consultas periódicas con un audioprotesista**. Estas consultas permiten comprobar el estado de los audífonos y realizar los ajustes necesarios.

- **Revisiones anuales**: El asistente anima al paciente a concertar citas anuales para revisar sus audífonos. El profesional puede limpiar las partes internas del dispositivo, comprobar que funciona correctamente y ajustar la configuración para tener en cuenta cualquier cambio en la audición del paciente.

- **Ajustes y actualizaciones** : Con el tiempo, las necesidades auditivas pueden cambiar y los audífonos

149

pueden requerir ajustes específicos. Los pacientes deben ser conscientes de que estos ajustes son posibles y no deben dudar en ponerse en contacto con su audioprotesista si la calidad del sonido cambia o si surgen problemas.

# Capítulo 5

# Seguimiento postoperatorio y cuidados a domicilio

- **La importancia del seguimiento tras la cirugía ORL**

  ○ Control de la cicatrización y prevención de infecciones

El **seguimiento de la cicatrización** y la **prevención de infecciones** son pasos esenciales en cualquier proceso de cicatrización, especialmente tras una intervención quirúrgica o una lesión. La cicatrización es un proceso complejo que requiere especial atención para evitar complicaciones como infecciones, retraso en la cicatrización o cicatrices hipertróficas. El auxiliar de enfermería, en colaboración con el equipo médico, desempeña un papel clave en el seguimiento de la evolución de las heridas y en la aplicación de medidas preventivas para garantizar una cicatrización óptima. Un seguimiento riguroso, combinado con unos cuidados adecuados, ayuda a prevenir infecciones y a mejorar la calidad de vida del paciente.

# 1. Seguimiento de la cicatrización

El **seguimiento de la cicatrización** es una tarea basada en la observación cuidadosa de la evolución de la herida, así como en la aplicación de cuidados regulares adaptados a las distintas fases de la cicatrización. Este seguimiento comienza en los primeros días tras una intervención quirúrgica o una lesión y continúa hasta que la herida está completamente curada.

## 1.1 Observación de las distintas fases de la cicatrización de heridas

La curación se produce en varias etapas distintas, cada una de las cuales requiere un enfoque específico en términos de cuidados y seguimiento.

- **Fase inflamatoria** (de 0 a 3 días): Inmediatamente después de la lesión o cirugía, la herida entra en una fase inflamatoria. Durante este periodo, es normal observar enrojecimiento, ligera hinchazón y calor alrededor de la herida. Los cuidadores deben vigilar estos signos, asegurándose de que no superan cierta intensidad, ya que unos síntomas demasiado marcados podrían ser signo de infección. Durante esta fase, es importante **limitar cualquier roce** o traumatismo adicional sobre la herida.

- **Fase de proliferación** (de 4 a 21 días): Durante esta fase, se forma tejido nuevo para rellenar la herida y puede formarse una costra. Los cuidadores deben prestar especial atención a la **formación de nueva piel sana**, vigilando la aparición de **tejido de granulación** (pequeños crecimientos rosáceos), signo de buena cicatrización. También es importante **mantener la herida hidratada**, ya que un entorno demasiado seco puede ralentizar la cicatrización.

- **Fase de maduración** (hasta 1 año): Durante esta fase final, la cicatriz se vuelve más fina y flexible. El cuidador sigue observando la cicatriz, atento a la aparición de **cicatrices hipertróficas** o queloides, que pueden requerir un tratamiento específico para evitar molestias estéticas o funcionales.

**1.2 Evaluación de los signos de buena cicatrización**

Para evaluar si la herida está cicatrizando correctamente, el auxiliar de enfermería debe conocer los signos que indican una cicatrización correcta:

- **Ausencia de dolor excesivo**: Una herida que está cicatrizando correctamente no debería doler demasiado después de los primeros días. Un dolor persistente o en aumento puede indicar una infección o una complicación.

- **Herida seca y limpia**: Una herida que cicatriza bien debe permanecer relativamente seca, con sólo una ligera supuración o costra protectora. **La secreción** purulenta o excesiva **es** signo de complicaciones.

- **Enrojecimiento moderado**: Es normal que aparezca un ligero halo de enrojecimiento alrededor de la herida durante los primeros días. Sin embargo, este enrojecimiento no debe extenderse ni hacerse más intenso con el tiempo.

### 1.3 Adaptación de los cuidados en cada etapa

Los cuidados que requiere una herida varían según la fase de cicatrización. Los cuidadores deben adaptar sus intervenciones en función de la evolución de la herida y de las recomendaciones médicas.

- **Mantener la higiene**: Desde los primeros días, es fundamental **mantener una higiene rigurosa** alrededor de la herida para evitar cualquier contaminación. El auxiliar de enfermería limpiará suavemente la herida con una solución antiséptica o suero fisiológico, evitando tocar directamente la zona con manos no estériles.

- **Cambio de apósitos** : Los apósitos deben cambiarse regularmente para mantener un entorno limpio y favorecer la cicatrización. El auxiliar de enfermería se asegura de que el apósito utilizado es apropiado para el estado de la herida. Por ejemplo, los **apósitos hidrocoloides** pueden utilizarse para favorecer la cicatrización de las heridas exudativas manteniendo un entorno húmedo.

- **Seguimiento de los flujos**: Debe notificarse cualquier cambio en el aspecto o la cantidad de la secreción. Una secreción clara y moderada es normal en las primeras fases de cicatrización, pero una secreción **espesa, purulenta** o maloliente es signo de infección.

## 2. 2. Prevención de infecciones

**La prevención de infecciones** es un aspecto esencial del cuidado de las heridas, ya que una infección puede ralentizar la cicatrización, causar complicaciones graves e incluso requerir una nueva intervención quirúrgica. Los cuidadores deben conocer y aplicar medidas específicas para evitar la introducción de bacterias en la herida y vigilar de cerca los primeros signos de infección.

## 2.1 Medidas higiénicas estrictas

La higiene es la primera línea de defensa contra las infecciones. Los auxiliares sanitarios deben aplicar estrictos protocolos de asepsia cuando trabajen sobre una herida, ya sea para limpiarla o cambiar un apósito.

*   **Lavado de manos**: Antes de cualquier cuidado de la herida, el cuidador debe lavarse bien las manos **con jabón antiséptico** o **solución hidroalcohólica**. Deben utilizarse **guantes estériles** para evitar el contacto directo con la herida.

*   **Utilización de material estéril**: Cada compresa, apósito o solución utilizada para el cuidado de las heridas debe ser estéril. El material desechable debe eliminarse en condiciones higiénicas estrictas, y los instrumentos reutilizables (tijeras, pinzas) deben desinfectarse cuidadosamente después de cada uso.

## 2.2 Reconocer los signos de infección

A pesar de todas las precauciones tomadas, es posible que algunas heridas se infecten. Por eso es vital que los auxiliares sanitarios sepan reconocer rápidamente los **signos de infección**, para poder actuar de inmediato y evitar que la herida empeore.

*   Enrojecimiento **y calor**: Un enrojecimiento excesivo alrededor de la herida, combinado con calor localizado, puede ser el primer signo de una infección en curso.

- **Aumento del dolor**: El dolor que aumenta en lugar de disminuir, o que reaparece tras un periodo de alivio, es otro signo de infección.

- **Secreción purulenta**: La presencia de pus o de un líquido amarillo verdoso, acompañado de un olor desagradable, es un signo de infección avanzada que requiere tratamiento inmediato.

- **Fiebre**: En caso de infección sistémica, los pacientes pueden experimentar **síntomas generales** como fiebre, escalofríos o malestar general. En este caso, hay que avisar urgentemente al médico.

### 2.3 Tratamiento preventivo de las infecciones

En algunos casos, sobre todo después de una intervención quirúrgica importante, pueden prescribirse **antibióticos profilácticos** para prevenir infecciones. El auxiliar de enfermería **vela por que el paciente cumpla el tratamiento** y la prescripción.

- **Hidratación y nutrición**: El auxiliar de enfermería también anima al paciente a seguir una dieta rica en **proteínas** y **vitaminas**, ya que estos nutrientes desempeñan un papel crucial en la cicatrización. Una buena hidratación también es necesaria para mantener los tejidos flexibles y evitar complicaciones.

### 2.4 Seguimiento posterior al alta

Tras el alta hospitalaria, el seguimiento de las cicatrices y la prevención de infecciones siguen siendo cruciales. Tanto si trabaja en casa como en un centro asistencialel , auxiliar de enfermería debe seguir evaluando el estado de la herida y prestando los cuidados necesarios.

- **Educación del paciente y la familia**: Los pacientes y sus familias deben recibir formación para reconocer los signos de complicaciones y mantener una higiene rigurosa. El auxiliar de enfermería desempeña una función educativa, explicando cómo cambiar los apósitos en casa, cómo limpiar la herida y cómo observar los signos de infección.

  - Coordinación con los equipos de atención domiciliaria

**La coordinación con los equipos de atención domiciliaria** es esencial para garantizar que los pacientes reciban una atención continua, completa y adecuada, sobre todo cuando regresan a casa tras su hospitalización. Este seguimiento, indispensable para las personas que requieren cuidados regulares o complejos, contribuye a garantizar la calidad de la asistencia, al tiempo que favorece la autonomía del paciente en un entorno familiar. El auxiliar de enfermería desempeña un papel clave en esta coordinación, actuando como enlace entre el hospital, los profesionales sanitarios a domicilio y el paciente. Una comunicación fluida y una organización rigurosa son esenciales para evitar rupturas en la asistencia y garantizar una atención coherente y eficaz.

# 1. Evaluación de las necesidades del paciente en su domicilio

Antes de que los pacientes reciban el alta hospitalaria, se lleva a cabo una evaluación completa de sus necesidades en el domicilio, normalmente por parte del equipo asistencial del hospital en colaboración con los servicios de atención domiciliaria. Esta evaluación permite planificar los cuidados necesarios y garantiza que todo esté preparado para que el paciente reciba la atención adecuada a su regreso a casa.

### 1.1 Identificación de los cuidados necesarios

La evaluación de las necesidades incluye una identificación precisa de los cuidados que el paciente necesitará recibir en su domicilio. Estos cuidados pueden incluir :

- **Cuidados de las heridas**: cambio de apósitos, seguimiento de la cicatrización.
- **Administración de medicamentos**: Vía oral, intravenosa o subcutánea, según prescripción médica.
- Ayuda **para el aseo y la higiene**: Asistencia en las tareas cotidianas en caso de pérdida de movilidad.
- **Control de los parámetros vitales**: control de la tensión arterial, la glucemia, la frecuencia cardíaca, etc.
- **Rehabilitación funcional**: en colaboración con un fisioterapeuta, los pacientes pueden necesitar ejercicios de rehabilitación para recuperar la movilidad tras una intervención quirúrgica o un accidente.

### 1.2 Adaptar el entorno doméstico

El auxiliar asistencial, en coordinación con el equipo médico, puede recomendar **ajustes en el entorno doméstico** para facilitar el día a día del paciente. Esto puede incluir la instalación de equipos médicos (cama médica, silla de ruedas, equipo de oxigenoterapia) o la adaptación del hogar (barandillas, duchas accesibles) para garantizar la seguridad y la independencia del paciente en casa.

## 2. Comunicación fluida con los equipos de asistencia domiciliaria

**Una comunicación fluida** entre los distintos agentes que intervienen en la asistencia a domicilio es esencial para garantizar la continuidad de los cuidados y evitar errores. Esta comunicación se refiere tanto a la información sobre el estado de salud del paciente como a los aspectos logísticos de los cuidados que deben organizarse.

## 2.1 Transmisión de información médica

El equipo de atención hospitalaria envía a los equipos de atención domiciliaria un **expediente médico detallado** que incluye diagnósticos, tratamientos actuales, recomendaciones e instrucciones específicas que deben seguirse. Este expediente puede completarse con información práctica sobre los hábitos del paciente, sus necesidades específicas y sus objetivos de rehabilitación o seguimiento.

*   **El papel del cuidador** es asegurarse de que se comunica toda la información pertinente. Esto incluye cuidados técnicos (como vendajes o inyecciones), así como aspectos más generales de los cuidados, como el seguimiento nutricional o los ejercicios de movilidad que deben fomentarse.

*   **Comunicación con la enfermera** de atención domiciliaria: Si el paciente requiere cuidados médicos más complejos, la auxiliar de enfermería está en contacto regular con las enfermeras de atención domiciliaria para proporcionarles un informe sobre los cuidados prestados, las observaciones realizadas y las dificultades encontradas.

## 2.2 Reuniones de coordinación

**Las reuniones** periódicas **de coordinación** entre los distintos miembros del equipo asistencial (auxiliares de enfermería, enfermeros, médicos, fisioterapeutas, trabajadores sociales) son esenciales para ajustar los cuidados del paciente a la evolución de su estado de salud. Estas reuniones permiten :

*   Evaluar la eficacia de la atención prestada e introducir cambios si es necesario.

- Compartir observaciones sobre el estado de salud del paciente (evolución de las heridas, tolerancia al tratamiento, mejora de la movilidad).
- Coordinar los horarios de trabajo de los distintos profesionales para evitar la sobrecarga del paciente y garantizar que la atención se presta en el momento adecuado.

# 3. Control periódico del estado de salud del paciente

El papel del auxiliar de asistencia a domicilio no se limita a proporcionar cuidados técnicos. También es responsable de **vigilar el estado general del paciente** e informar a los equipos médicos de cualquier cambio preocupante.

### 3.1 Control de los signos clínicos

El auxiliar de cuidados controla los parámetros vitales del paciente (tensión arterial, temperatura, pulso, respiración), así como otros signos importantes, como :

- **Signos de infección**: Vigilancia de las heridas, observando signos de fiebre o secreción anormal.
- **Dolor**: El paciente puede sentir un nuevo dolor, signo de una posible complicación. El auxiliar de enfermería toma nota del dolor y ajusta el tratamiento con el equipo de enfermería.
- **Estado nutricional e hidratación**: El auxiliar de cuidados se asegura de que el paciente se alimenta correctamente y se hidrata lo suficiente, especialmente durante el periodo de convalecencia, cuando estos aspectos son cruciales para la recuperación.

### 3.2 Respuesta a los problemas

Si el estado de salud de un paciente se deteriora, el auxiliar de cuidados debe **reaccionar con rapidez**. Esto puede incluir :

- **Contacto directo con una enfermera o un médico**: Si aparecen signos de complicación (dolor agudo, deterioro de las heridas, síntomas de dificultad respiratoria), el auxiliar de enfermería avisa inmediatamente a la enfermera o al médico que le atiende para que intervenga rápidamente.
- **Adaptación de los cuidados**: Si el estado del paciente cambia, pueden modificarse o intensificarse determinados tipos de cuidados de acuerdo con el médico. Por ejemplo, puede aumentarse la frecuencia de los cuidados de la herida si se retrasa la cicatrización.

## 4. Acompañamiento y apoyo a las familias

Además de prestar cuidados técnicos, el auxiliar de enfermería desempeña un importante papel **de apoyo a las familias**. Los familiares del paciente pueden estar angustiados por la situación y pueden necesitar consejo sobre la mejor manera de ayudar al paciente a recuperarse.

### 4.1 Formar a los familiares en técnicas de cuidados

En algunos casos, los familiares pueden participar en los cuidados del paciente realizando tareas sencillas (ayudar a lavarse, vigilar los vendajes, ayudar en la movilidad). El auxiliar asistencial puede enseñarles a hacerlo, mostrarles cómo estar atentos a los signos de complicaciones y formarles en **buenas prácticas de higiene**.

### 4.2 Apoyo moral y consejos prácticos

La coordinación de los cuidados a domicilio suele implicar **apoyo emocional** para las familias. El asistente asistencial proporciona consuelo explicando las etapas de la recuperación, respondiendo a las preguntas de los familiares y asegurándoles que los cuidados se desarrollan sin contratiempos. También puede orientarles en la organización de la vida cotidiana del paciente, para que no se sientan aislados o perdidos en su convalecencia.

## 5. Evaluación continua y ajuste de los cuidados

**El seguimiento de los cuidados** a **domicilio** es un proceso dinámico. El auxiliar de enfermería, en colaboración con el equipo de atención domiciliaria, evalúa periódicamente la eficacia de las intervenciones puestas en marcha y ajusta los cuidados en función de los cambios en el estado del paciente.

- **Reevaluación de las necesidades**: si el estado de un paciente mejora o empeora, sus necesidades de asistencia pueden cambiar. Por ejemplo, un paciente sometido a rehabilitación tras una intervención quirúrgica puede recuperar gradualmente su independencia, reduciendo así su necesidad de asistencia. Por el contrario, un paciente con una pérdida progresiva de autonomía puede requerir más cuidados.

- **Adaptación de los recursos**: en función de la evolución de la salud del paciente, puede ser necesario movilizar nuevos recursos, como el recurso más frecuente a fisioterapeutas o auxiliares asistenciales, o el uso de equipos médicos adicionales.

- **Cuidados y seguimiento de las patologías otorrinolaringológicas crónicas**

  ◦ El papel del cuidador en la gestión de enfermedades crónicas: alergias, pólipos, etc.

**El papel del asistente sanitario** en el tratamiento de afecciones crónicas **como las alergias** y los **pólipos nasales** es esencial para garantizar un seguimiento continuo y un apoyo adecuado a los pacientes que padecen estos trastornos. Aunque no sean inmediatamente peligrosas, estas afecciones afectan a la calidad de vida de los pacientes, perturban su vida cotidiana y requieren cuidados a largo plazo. Los auxiliares sanitarios desempeñan un papel clave en la gestión de estas enfermedades crónicas, en colaboración con el equipo médico. Su función es prestar cuidados, seguir la evolución de la enfermedad, apoyar a los pacientes en su tratamiento y ayudarles a adaptar su estilo de vida para minimizar el impacto de estas enfermedades en su bienestar.

# 1. Alergias: apoyo diario y gestión

**Las alergias respiratorias**, como la rinitis alérgica, son una afección frecuente que afecta a un gran número de pacientes. Pueden causar síntomas molestos como estornudos, secreción nasal, picor, congestión nasal y dolores de cabeza, todo lo cual repercute en la calidad de vida, sobre todo cuando las alergias se cronifican.

## 1.1 Seguimiento de los síntomas y apoyo terapéutico

Una de las funciones fundamentales del asistente sanitario es **vigilar** los síntomas alérgicos del paciente y asegurarse de que se sigue el tratamiento prescrito. En función de las recomendaciones médicas, también pueden ayudar a administrar determinado tratamientos o educar a los pacientes en el uso correcto de sus medicamentos.

- **Seguimiento del tratamiento**: Los tratamientos antialérgicos incluyen generalmente **antihistamínicos**, **corticoides nasales** o **broncodilatadores** en el caso de las alergias asociadas al asma. El auxiliar de enfermería se asegura de que el paciente sigue rigurosamente su tratamiento, ayuda a administrar los aerosoles nasales o los inhaladores si es necesario y vela por que se respeten las dosis prescritas.

- **Vigilancia de los efectos secundarios**: algunos tratamientos antialérgicos pueden provocar efectos secundarios como sequedad de boca, somnolencia o irritación nasal. El auxiliar sanitario observa de cerca estos efectos secundarios e informa de ellos al equipo médico para poder ajustar los tratamientos si es necesario.

- **Apoyo a la inmunoterapia**: En algunos casos, los pacientes con alergias graves pueden someterse **a inmunoterapia con alérgenos** (desensibilización). El cuidador desempeña un papel de apoyo recordando al paciente la importancia de esta terapia a largo plazo y vigilando posibles reacciones después de cada inyección, como enrojecimiento, hinchazón o reacciones sistémicas.

## 1.2 Prevención y adaptación medioambiental

El entorno del paciente desempeña un papel fundamental en el tratamiento de las alergias crónicas. El asistente sanitario desempeña un papel activo en la **prevención de los ataques alérgicos** ayudando al paciente a mantener un entorno doméstico adecuado y aconsejándole sobre cómo reducir la exposición a los alérgenos.

- **Reducción de alérgenos**: El auxiliar asistencial se asegura de que el entorno del paciente esté lo más libre posible de alérgenos **como polvo, ácaros, polen** y **pelo de animales**. Puede aconsejar al paciente sobre el mantenimiento regular de las zonas habitadas (ventilación, limpieza de superficies con paños húmedos, uso de fundas antiácaros para la ropa de cama) y asegurarse de que se utilicen purificadores de aire en caso necesario.

- **Educación sobre los periodos de riesgo**: En el caso de los pacientes alérgicos al polen, el cuidador les informa de los **periodos de riesgo** (como la primavera o el verano) y de las medidas que deben tomar para minimizar la exposición al polen (evitar salir a la calle en las horas de mayor polinización, cerrar las ventanas los días de viento, ducharse después de estar al aire libre).

- **Adaptación de los hábitos de vida**: El asistente sanitario ayuda al paciente a adaptar determinados hábitos cotidianos para limitar los síntomas alérgicos. Por ejemplo, puede aconsejar al paciente que no se seque la ropa al aire libre durante la estación del polen o que lleve gafas de sol para protegerse los ojos de los alérgenos volátiles.

## 2. Pólipos nasales: seguimiento y tratamiento a largo plazo

**Los pólipos nasales** son tumores benignos que se desarrollan en las fosas nasales y los senos paranasales. Suelen estar asociados a una inflamación crónica de las vías respiratorias superiores, como en el caso de la rinitis o la sinusitis crónica. Los pólipos pueden causar **congestión nasal persistente**, disminución del olfato (hiposmia), dolor facial y, a veces, infecciones sinusales repetidas. Su tratamiento a largo plazo requiere una vigilancia cuidadosa y un tratamiento regular.

## 2.1 Seguimiento del tratamiento médico

Los pólipos nasales pueden tratarse médicamente con **aerosoles** o comprimidos **de corticosteroides** para reducir la inflamación y el tamaño de los pólipos. El cuidador se asegura de que el paciente siga este tratamiento básico y desempeña un papel importante en el seguimiento de los efectos del tratamiento y en el apoyo diario.

- **Administración de los tratamientos** : Los corticosteroides nasales requieren una aplicación regular y correcta para ser eficaces. El cuidador muestra al paciente cómo utilizar el aerosol nasal de la mejor manera posible (inclinando ligeramente la cabeza e inspirando suavemente mientras se aplica el aerosol), para garantizar que el medicamento llegue a los pólipos de los senos paranasales.

- **Seguimiento de la respuesta al tratamiento**: El cuidador vigila los síntomas del paciente, observando las mejoras o cualquier reaparición de síntomas como la congestión nasal o la pérdida de olfato. Si los pólipos no remiten con el tratamiento médico, el cuidador informará al equipo asistencial para que se consideren otras opciones, como la cirugía.

## 2.2 Preparación y seguimiento postoperatorio después de la cirugía

En algunos casos, cuando los pólipos nasales son demasiado numerosos o grandes y provocan demasiados síntomas incapacitantes, puede ser necesaria **una intervención quirúrgica** para extirparlos. Esta operación, a menudo endoscópica, suele ser sencilla, pero el seguimiento postoperatorio es crucial para evitar recidivas.

- **Apoyo a la recuperación posquirúrgica**: Tras la operación de pólipos nasales, los pacientes pueden experimentar molestias en la nariz y los senos paranasales.

El auxiliar de enfermería les acompaña durante este periodo, proporcionándoles los cuidados adecuados (lavados periódicos de la nariz con una solución salina para limpiar los senos paranasales y prevenir infecciones, seguimiento de la cicatrización).

- **Prevención de recidivas**: los pólipos tienden a reaparecer, incluso después de la cirugía. El cuidador educará al paciente sobre la importancia de continuar con un tratamiento básico de corticosteroides nasales, incluso después de la cirugía, para reducir la inflamación y prevenir la formación de nuevos pólipos.

**2.3 Apoyo en la gestión de síntomas crónicos**

El tratamiento de los pólipos nasales también implica ayudar al paciente a adaptarse a los síntomas que puedan persistir, como **la congestión nasal** o la **disminución del sentido del olfato**. El cuidador puede ofrecer consejos prácticos sobre cómo mejorar la calidad de vida a pesar de estos síntomas.

- **Consejos para mejorar la respiración**: El cuidador aconseja al paciente que utilice métodos sencillos, como **lavados nasales regulares** con una solución salina para despejar las fosas nasales, y le anima a dormir con la cabeza ligeramente elevada para facilitar la respiración por la noche.

- **Apoyo psicológico**: El carácter crónico de los pólipos nasales, con sus frecuentes recidivas, puede ser una fuente de **frustración** y **desesperación** para algunos pacientes. La presencia atenta y la capacidad de escucha del auxiliar de enfermería ayudan a los pacientes a aceptar el carácter crónico de su afección, al tiempo que les aportan soluciones para ayudarles a gestionarla mejor en el día a día.

## 3. La educación del paciente y el papel de la autonomía

Uno de los aspectos fundamentales del papel del cuidador en el tratamiento de las alergias y los pólipos nasales es **la educación del paciente**. Al dar a los pacientes las claves para entender su enfermedad y controlar sus síntomas, los cuidadores contribuyen a aumentar su independencia y a mejorar su calidad de vida.

- **Explicación de los tratamientos**: El paciente debe comprender por qué es importante seguir su tratamiento de base, incluso en ausencia de síntomas agudos. El auxiliar de enfermería explica los beneficios de los tratamientos preventivos, en particular para evitar los ataques alérgicos o la reaparición de pólipos.

- **Consejos prácticos sobre autocontrol**: el cuidador da a los pacientes consejos sencillos sobre cómo controlar sus síntomas a diario: cómo limpiarse la nariz correctamente, cuándo utilizar aerosoles nasales y cómo reconocer los signos de que su enfermedad está empeorando.

- **Aumento de la autonomía**: al educar a los pacientes sobre su enfermedad y proporcionarles las herramientas necesarias para gestionar ellos mismos sus síntomas, el asistente sanitario contribuye a mejorar la autonomía del paciente y a reducir la frecuencia de las consultas médicas. Esto permite a los pacientes recuperar cierto grado de control sobre su salud y vivir mejor con su enfermedad crónica.

  ◦ Educación terapéutica: sensibilizar a pacientes y familiares

**La educación terapéutica** es un enfoque fundamental para la gestión de pacientes que padecen enfermedades crónicas o que requieren cuidados continuados. No se limita a proporcionar cuidados o seguir los tratamientos prescritos, sino que implica un proceso de **concienciación y aprendizaje** para los pacientes y sus familias. El objetivo de la educación terapéutica es ayudar a los pacientes a comprender mejor su enfermedad, participar activamente en su gestión diaria y adquirir habilidades para mejorar su calidad de vida. La implicación de la familia en este proceso también es crucial, ya que a menudo proporcionan un apoyo esencial en el manejo de la enfermedad y los tratamientos en casa.

El auxiliar de enfermería, como actor clave del proceso asistencial, desempeña un papel decisivo en este proceso. Mediante la escucha, el apoyo cotidiano y los consejos prácticos, ayudan a los pacientes y a sus familiares a comprender la importancia de cumplir el tratamiento, dominar los procedimientos esenciales y superar las dificultades que pueden surgir en la gestión de una enfermedad crónica.

# 1. Concienciar a los pacientes: la importancia de comprender la enfermedad

La primera etapa de la educación terapéutica consiste en **concienciar al paciente** sobre su enfermedad y sus implicaciones. Se trata de explicar de forma clara y adecuada la enfermedad, su evolución y los tratamientos necesarios para controlarla. El auxiliar de enfermería tiene un papel fundamental a la hora de proporcionar información práctica y concreta, al tiempo que crea un vínculo de confianza con el paciente.

## 1.1 Explicación de la enfermedad

Para que los pacientes desempeñen un papel activo en su propio cuidado, es esencial que comprendan los mecanismos de su enfermedad, sus síntomas y las posibles complicaciones. Esta comprensión permite a los pacientes aceptar mejor su situación y comprometerse con el proceso asistencial.

- **Lenguaje apropiado**: los cuidadores deben asegurarse de que la información se da en un lenguaje sencillo, comprensible y adecuado al nivel de conocimientos del paciente. Deben evitar la jerga médica compleja y asegurarse de que el paciente se sienta cómodo haciendo preguntas o pidiendo aclaraciones.

- **Explicación de los síntomas**: es importante detallar los síntomas de la enfermedad para que el paciente pueda reconocer **los signos de agravamiento** o las **posibles complicaciones**. Por ejemplo, en el caso de una enfermedad respiratoria crónica como el asma, los pacientes deben saber identificar los primeros signos de un ataque (disnea, sibilancias) para poder actuar con rapidez.

- **Evolución y seguimiento**: el cuidador puede explicar cómo evoluciona la enfermedad con el tiempo y qué hay que vigilar regularmente. Esta comprensión ayuda a reducir la ansiedad del paciente ante la incertidumbre de la evolución de la enfermedad.

## 1.2 Panorama general de los tratamientos y su importancia

La concienciación **sobre la necesidad del tratamiento** es otro componente esencial de la educación terapéutica. A muchos pacientes les cuesta aceptar la duración o el rigor de determinados tratamientos, sobre todo en el caso de patologías crónicas. El cuidador debe ayudarles a comprender la importancia de la adherencia al tratamiento y a adoptar una rutina de cuidados.

- **Explicación de los tratamientos**: Los pacientes deben saber por qué se prescribe un determinado tratamiento, cómo afecta a la enfermedad y por qué es importante seguirlo escrupulosamente. Por ejemplo, en el caso de las enfermedades cardiovasculares, el tratamiento antihipertensivo es esencial para evitar complicaciones graves como el infarto de miocardio o el ictus.

- **Consejos prácticos para tomar la medicación**: El cuidador puede dar consejos para **facilitar el cumplimiento del tratamiento**, como organizar la medicación en pastilleros, recordar a las personas cuándo deben tomarla o vincular la toma de la medicación a las rutinas diarias para que no se olviden.

- **Vigilancia de los efectos secundarios**: Los pacientes también deben ser conscientes de los posibles efectos secundarios de determinados tratamientos. El cuidador puede explicarles cómo reconocerlos y animarles a comentarlos con el equipo médico si resultan molestos, para que se planteen ajustes terapéuticos.

**1.3 Capacitar al paciente**

Uno de los objetivos clave de la educación terapéutica es **capacitar a los pacientes para que asuman la responsabilidad de** gestionar su propia salud. El cuidador ayuda al paciente a comprender que, si sigue su tratamiento adecuadamente y adopta un estilo de vida saludable, puede controlar mejor su enfermedad y limitar su impacto.

- **Fomentar la autogestión**: El asistente sanitario enseña al paciente a medir él mismo determinados parámetros, como su nivel de azúcar en sangre en el caso de un diabético, o su tensión arterial si es hipertenso. Esto refuerza su autonomía y su capacidad para detectar rápidamente variaciones en su estado de salud.

- **Motivación a largo plazo**: el tratamiento de una enfermedad crónica puede ser duro y desalentador. El cuidador desempeña un papel de apoyo psicológico **motivando al paciente,** celebrando las pequeñas victorias (reducción de los síntomas, buena adherencia al tratamiento) y animándole a mantener sus esfuerzos a largo plazo.

## 2. Sensibilizar a las familias: un apoyo cotidiano esencial

La educación terapéutica no sólo concierne al paciente, sino también a su **familia**, que a menudo se encuentra en primera línea en la prestación de apoyo diario. Por lo tanto, es fundamental que los familiares conozcan la enfermedad y los cuidados necesarios, para que puedan prestar un apoyo eficaz al paciente.

### 2.1 Explicación de las funciones

En el contexto de una enfermedad crónica o de la convalecencia tras una hospitalización, la familia desempeña un papel fundamental. Los cuidadores deben explicar a los familiares cómo pueden prestarles **apoyo** práctico, respetando al mismo tiempo la autonomía del paciente.

- **Reparto de tareas**: suele ser útil definir quién es responsable de qué. Algunos familiares pueden ayudar a administrar el tratamiento, otros a preparar comidas adaptadas a la enfermedad u organizar las citas médicas.

- **Apoyo psicológico**: Además de los cuidados físicos, la familia desempeña un papel de apoyo psicológico al paciente. Los cuidadores pueden concienciar a los familiares de la importancia de escuchar a los pacientes, animarles a seguir el tratamiento y ayudarles a superar los periodos de desánimo.

### 2.2 Formación en cuidados y procedimientos técnicos

En determinadas situaciones, los familiares del paciente pueden tener que realizar cuidados técnicos en casa, como cambiar apósitos, administrar inyecciones o utilizar una máquina de oxigenoterapia. El auxiliar de enfermería forma a la familia para que realice estas tareas de forma correcta y segura.

- **Demostración y práctica**: el asistente muestra a los familiares lo que hay que hacer y luego les guía hasta que se sienten cómodos e independientes. Así se reduce el estrés asociado a la gestión de los cuidados en casa.

- **Explicación de las instrucciones de higiene**: El auxiliar de enfermería recuerda al paciente la importancia de las normas de higiene para evitar infecciones, especialmente en lo que se refiere al lavado de manos, el uso de guantes estériles y la desinfección del material médico.

**2.3 Prevención de complicaciones en casa**

También hay que formar a la familia para que reconozca **los signos de alarma de las complicaciones**, a fin de que pueda reaccionar con rapidez y evitar que la situación empeore.

- **Identificar los síntomas de alarma**: el auxiliar de cuidados explica a qué signos hay que estar atento, como dolor repentino, fiebre, dificultad para respirar o un cambio repentino en el estado general del paciente. Les indica cuándo deben ponerse en contacto con un médico o con los servicios de urgencias.

- **Apoyo en caso de crisis**: cuando surge un problema, la familia necesita saber cómo reaccionar. El auxiliar de cuidados les enseña qué **hacer en caso de crisis**, como utilizar un inhalador para un ataque de asma, ajustar la dosis de insulina de un paciente diabético o prestar primeros auxilios hasta que llegue el médico.

# 3. Fomentar la adopción de un estilo de vida saludable

Un aspecto de la educación terapéutica consiste en animar a las personas **a adoptar un estilo de vida saludable,** que suele ser un componente clave del tratamiento de las enfermedades crónicas.

Esto incluye consejos sobre alimentación, actividad física y estilo de vida en general.

## 3.1 Consejos nutricionales adaptados a la enfermedad

En muchas enfermedades, la dieta desempeña un papel crucial. El auxiliar de enfermería puede dar sencillos consejos dietéticos adaptados a la enfermedad del paciente, teniendo en cuenta sus hábitos y preferencias alimentarias.

- **Dieta equilibrada**: El cuidador anima al paciente a seguir una dieta rica en nutrientes esenciales, limitando los alimentos ricos en azúcar, sal o grasas saturadas, que pueden agravar ciertas enfermedades (diabetes, hipertensión, cardiopatías).

- **Hidratación**: El papel del cuidador también consiste en recordar la importancia de una buena hidratación, sobre todo en el caso de las personas mayores o que sufren insuficiencia renal o cardíaca.

## 3.2 Fomento de la actividad física

El cuidador anima al paciente a **realizar una actividad física regular**, adaptada a sus capacidades. Incluso un ejercicio ligero puede ayudar a mejorar la condición física, subir la moral y facilitar el afrontamiento de la enfermedad.

- **Actividad física adaptada**: El auxiliar de enfermería sugiere ejercicios sencillos, como caminar o movimientos de rehabilitación, en función de las limitaciones físicas del paciente. También insisten en la importancia de adaptar la actividad al estado de salud del paciente.

# Capítulo 6

# La relación de ayuda y la ética en la atención ORL

- **Comunicación y empatía en la atención ORL**
  - Escuchar: la importancia del lenguaje verbal y no verbal

**Saber escuchar** es una competencia esencial en el ámbito de los cuidados, y más concretamente para los auxiliares de cuidados. La escucha activa y atenta permite no sólo comprender las necesidades explícitas del paciente, sino también percibir las señales más sutiles expresadas por su **lenguaje verbal y no verbal**. Estas dos formas de comunicación, a menudo complementarias, desempeñan un papel fundamental en la relación entre el cuidador y el paciente. Saber escuchar a los pacientes en su conjunto, prestando atención tanto a lo que dicen como a lo que no dicen directamente, es esencial para que reciban el apoyo adecuado, se sientan reconfortados y se detecten los signos de angustia o malestar. Por tanto, los cuidadores deben ser especialmente sensibles a estos aspectos para optimizar la calidad de sus cuidados.

# 1. La importancia del lenguaje verbal: comprender más allá de las palabras

**El lenguaje verbal** es la primera forma de comunicación en la que pensamos cuando pensamos en escuchar. Es a través de las palabras como los pacientes expresan sus necesidades, emociones, sentimientos y estado de salud. Sin embargo, escuchar el lenguaje verbal no se limita a recibir información. Implica **una escucha activa**, en la que el cuidador muestra interés, reformula para asegurarse de que ha entendido y hace preguntas para sondear ciertos puntos.

### 1.1 Crear un clima de confianza

Para que el paciente se sienta cómodo hablando libremente, es crucial que el cuidador cree un **clima de confianza**. El paciente debe sentir que puede expresarse sin juicios ni prisas. El cuidador adopta una actitud afectuosa, poniéndose a su disposición y animando al paciente a hablar de sus sentimientos, su dolor y sus preocupaciones.

- **Haz preguntas abiertas**: Para facilitar que el paciente se exprese, suele ser más eficaz hacer **preguntas abiertas** que le inviten a ampliar sus respuestas. Por ejemplo, en lugar de preguntar "Siente¿ dolor?", el cuidador puede decir "¿Puede describir cómo se siente? Esto permite obtener información más precisa y matizada.

- **Reformular y confirmar lo que ha dicho el paciente**: Cuando el paciente explica una situación o describe un síntoma, el cuidador puede reformular lo que ha dicho para demostrar que lo ha entendido correctamente y confirmarlo con el paciente. Por ejemplo: "Si he entendido bien, ¿tiene dolor lumbar, sobre todo por la mañana? Esto demuestra que el cuidador está prestando atención y permite al paciente aclarar o corregir si es necesario.

## 1.2 Identificación de signos de angustia o malestar verbal

El lenguaje verbal también puede revelar **malestar** o **angustia** emocional que los pacientes no expresan explícitamente. A veces, los pacientes minimizan su dolor o sus síntomas por pudor o por miedo a molestar a los demás. Por ello, es esencial que el cuidador esté atento a lo que **no se dice** y a la forma en que el paciente habla de su salud.

- **Expresiones recurrentes de cansancio o desánimo**: Si un paciente menciona con frecuencia que se siente "cansado", "agotado" o "le cuesta seguir adelante", puede ser un signo de malestar emocional o físico. Detrás de estas palabras suele esconderse **una petición de ayuda** o una necesidad de tranquilidad.

- **Reducción de la expresión de quejas**: Por el contrario, algunos pacientes pueden dejar de quejarse o de hablar de sus síntomas, incluso cuando su salud se está deteriorando. Este silencio puede interpretarse como una forma de **resignación**, o incluso de depresión. El auxiliar de enfermería debe permanecer atento a este cambio en el discurso del paciente e intentar comprender la causa.

## 2. La importancia del lenguaje no verbal: escuchar más allá de las palabras

**El lenguaje no verbal** es tan importante como el verbal a la hora de comunicarse con los pacientes. Gran parte de la comunicación humana implica gestos, expresiones faciales, contacto visual y postura corporal. Estas señales, a menudo inconscientes, pueden revelar información que el paciente no puede o no quiere expresar con palabras. Para un auxiliar asistencial, saber observar e interpretar estas señales no verbales es una habilidad clave para evaluar el estado físico y emocional del paciente.

### 2.1 Observar las expresiones faciales y las posturas

**Las expresiones faciales** y la **postura corporal** son poderosos indicadores de los sentimientos emocionales y físicos del paciente. Pueden expresar dolor, malestar o ansiedad que el paciente no verbaliza.

- **Signos de dolor**: un paciente puede hacer muecas, fruncir el ceño o respirar más deprisa cuando siente dolor, aunque no lo diga explícitamente. Los cuidadores deben estar atentos a estas expresiones sutiles, sobre todo cuando el paciente intenta minimizar su sufrimiento.

- **Señales de ansiedad o miedo**: la inquietud, el temblor de manos, la tensión en el cuerpo o una mirada huidiza pueden ser señales de preocupación o ansiedad. Estas señales no verbales son especialmente útiles cuando el paciente no se siente cómodo expresando sus temores o preocupaciones. El cuidador puede utilizar estas observaciones para iniciar una conversación, tranquilizar

178

al paciente y ofrecerle un espacio para expresar sus preocupaciones.

## 2.2 La importancia del contacto visual y la distancia física

**El contacto visual** y la **distancia física** desempeñan un papel fundamental en la calidad de la interacción entre paciente y cuidador. Estos elementos no verbales pueden influir en la confianza y la comodidad del paciente.

* **Contacto visual**: Mantener un contacto visual adecuado demuestra que el cuidador está atento y participa en la conversación. Una mirada amable y firme puede tranquilizar a los pacientes, mostrándoles que se les escucha y comprende. Por el contrario, la falta de contacto visual o una mirada fugaz pueden interpretarse como falta de interés o compasión.

* **Distancia física**: El asistente debe respetar el espacio personal del paciente, manteniendo al mismo tiempo una **cercanía benévola**. Estar demasiado lejos puede crear una sensación de aislamiento, mientras que estar demasiado cerca puede percibirse como intrusivo. Es importante adaptar la distancia en función del contexto: permanecer cerca durante los cuidados, pero mantener una distancia respetuosa durante los intercambios más personales o emocionales.

## 2.3 Tranquilidad y apoyo

Ciertas situaciones requieren **gestos de consuelo** para reconfortar al paciente, sobre todo cuando se encuentra en una situación estresante o vulnerable. Un toque suave, una mano en el hombro o en el brazo, puede comunicar a veces más amabilidad y empatía que las palabras.

* **Gestos de apoyo**: En momentos de duda, sufrimiento o preocupación, un gesto de apoyo físico puede reforzar la

relación de ayuda y confianza entre el cuidador y el paciente. Por ejemplo, cuando un paciente tiene dificultades para movilizarse o está pasando por un calvario emocional, ofrecerle apoyo físico mientras se le escucha atentamente puede ser sumamente reconfortante.

## 3. Escucha activa: la interacción entre el lenguaje verbal y no verbal

La **escucha** activa es la capacidad de integrar el lenguaje verbal y no verbal en la comunicación con el paciente. La escucha activa está en el centro de la función del cuidador, ya que le permite captar los matices del discurso del paciente, identificar sus necesidades explícitas e implícitas y crear una relación de ayuda basada en la empatía y la comprensión.

### 3.1 Adaptar la comunicación al estado emocional del paciente

Los auxiliares sanitarios deben saber adaptar su comportamiento y su forma de comunicarse en función de lo que les diga el paciente y de las señales no verbales que perciban. Por ejemplo, si un paciente parece ansioso, puede ser preferible adoptar un tono de voz tranquilizador y sentarse cerca para facilitar el intercambio.

### 3.2 Crear un espacio de expresión

La escucha activa también implica **crear un espacio propicio a la expresión**, en el que el paciente se sienta seguro para compartir sus preocupaciones, sentimientos y preguntas. Esto incluye no sólo escuchar atentamente lo que se dice, sino también mostrar al paciente que sus emociones y necesidades se toman en serio.

○ Teniendo en cuenta el sufrimiento psicológico asociado a las enfermedades ORL

El **sufrimiento psicológico** asociado a las enfermedades ORL (otorrinolaringológicas) suele subestimarse, a pesar de que desempeña un papel fundamental en las experiencias de los pacientes. Las afecciones otorrinolaringológicas, ya sean benignas o graves, pueden tener profundas repercusiones psicológicas, afectando no sólo a la calidad de vida, sino también a la autoestima y el bienestar general del paciente. Estas enfermedades afectan a áreas esenciales para la comunicación, la respiración, la alimentación y la percepción sensorial, por lo que su impacto no es sólo físico, sino también psicológico. Por lo tanto, es crucial que el cuidador **tenga en cuenta este sufrimiento psicológico**, lo reconozca y lo gestione con el mismo cuidado que los síntomas físicos. Un apoyo atento y comprensivo puede aliviar en gran medida el sufrimiento del paciente y mejorar sus cuidados.

# 1. Las características específicas de las enfermedades otorrinolaringológicas y su impacto psicológico

Las enfermedades otorrinolaringológicas abarcan una amplia gama de afecciones que afectan a la nariz, la garganta, los oídos y, a veces, la región del cuello. Aunque no siempre son potencialmente mortales, estas afecciones pueden tener un profundo impacto en el **equilibrio emocional** y la vida social del paciente. La dificultad para respirar, oír, hablar o incluso oler correctamente puede provocar ansiedad, aislamiento social y, a largo plazo, depresión.

## 1.1 Problemas respiratorios: una fuente constante de estrés

Los trastornos respiratorios como **la apnea del sueño**, los **pólipos nasales** o las **desviaciones del tabique nasal** suelen provocar importantes dificultades para respirar, sobre todo por la noche. Esta dificultad para respirar correctamente puede **provocar un**

**estrés permanente**, que con el tiempo afecta a la calidad del sueño y provoca trastornos de ansiedad.

- **Ansiedad ligada a la asfixia**: La incapacidad para respirar libremente, sobre todo por la noche, puede dar lugar a un **miedo pánico a** quedarse sin aire. Algunos pacientes desarrollan una forma de ansiedad anticipatoria, temiendo la aparición de ataques nocturnos. El auxiliar de enfermería debe estar especialmente atento a estos temores y sugerir técnicas de relajación para reducir el estrés, al tiempo que vigila de cerca la respiración.

- **Fatiga e irritabilidad**: La privación crónica de sueño, causada por los despertares frecuentes para recuperar el aliento, puede provocar una profunda fatiga, irritabilidad e incluso agotamiento emocional. Escuchando a los pacientes, los cuidadores pueden animarles a hablar de sus dificultades y a seguir un tratamiento adecuado, como el uso de un dispositivo de ventilación nocturna (CPAP para la apnea del sueño).

### 1.2 Trastornos auditivos: aislamiento y depresión

Las enfermedades del oído, ya sea **sordera**, **tinnitus (acúfenos)** o **infecciones crónicas del oído**, tienen un impacto significativo en la vida social y psicológica de los pacientes. La pérdida de audición, en particular, afecta a la capacidad de comunicación del paciente, creando una **sensación de aislamiento** y, a veces, una **caída de la autoestima**.

- **Aislamiento social y desapego**: Los pacientes con dificultades auditivas pueden tender a **apartarse de las conversaciones** por miedo a oír mal o a no entender. Esto conduce a un aislamiento progresivo, que puede **degenerar** en **depresión**. Los cuidadores deben estar atentos a estos signos de retraimiento y animar a los pacientes a utilizar audífonos, al tiempo que recompensan sus esfuerzos por comunicarse.

- **Angustia relacionada con los acúfenos: los acúfenos**, caracterizados por ruidos internos continuos (silbidos, zumbidos), pueden ser extremadamente molestos y afectar a la calidad de vida. Suelen ir asociados a un intenso malestar psicológico, que va desde la **irritabilidad** a la **depresión** y los trastornos del sueño. Los cuidadores deben escuchar las quejas de los pacientes sobre sus acúfenos y orientarles hacia técnicas de relajación o terapias cognitivas que puedan ayudarles a sobrellevarlos mejor.

**1.3 Voz y trastornos de la comunicación: un ataque a la identidad**

Las enfermedades ORL que afectan a la garganta, como **la laringitis crónica**, los **nódulos** o **los cánceres ORL**, afectan directamente a la voz, esta herramienta fundamental de comunicación. Perder la capacidad de hablar correctamente, o verse obligado a modular **la** voz, puede **atentar contra la identidad** del paciente.

- **Ansiedad y pérdida de confianza en uno mismo**: Los trastornos de la voz, sobre todo en personas cuya profesión o vida social dependen del uso de su voz, pueden **provocar una intensa ansiedad**. Algunos pacientes se sienten incapaces de mantener sus interacciones sociales o profesionales, lo que les lleva a perder confianza en sí mismos. El cuidador debe animar al paciente a expresar sus frustraciones y a someterse a logopedia para recuperar gradualmente el control de su voz.

- **Angustia ligada al cáncer ORL**: En los casos más graves, como el **cáncer de laringe**, algunos pacientes tienen que someterse a una laringectomía, una extirpación parcial o total de la laringe, con la consiguiente pérdida de su voz natural. Este cambio drástico puede causar **un profundo malestar psicológico**, ya que el paciente se encuentra de repente privado de una parte de sí mismo. El cuidador desempeña un papel vital proporcionando apoyo emocional constante, ayudando al paciente a adaptarse al uso de un dispositivo del habla y facilitando la comunicación con familiares y amigos.

## 2. El papel del asistente en el apoyo psicológico

Cuando se trata de la angustia psicológica asociada a las enfermedades otorrinolaringológicas, los auxiliares sanitarios desempeñan un papel crucial. A menudo son de los primeros en observar los signos de angustia, escuchar la ansiedad de los pacientes y orientarles hacia los recursos adecuados para ayudarles a gestionar el impacto emocional de su enfermedad. Además de proporcionar cuidados físicos, los auxiliares sanitarios también prestan **apoyo emocional**, generando confianza y escuchando atentamente las dificultades de los pacientes.

### 2.1 Escucha y empatía: reconocer el sufrimiento del paciente

El primer paso para gestionar el sufrimiento psicológico es la **escucha activa**. El auxiliar de enfermería debe escuchar las quejas y temores del paciente, sin minimizar sus sentimientos.

- **Acoger las palabras del paciente**: El auxiliar de enfermería debe crear un espacio en el que el paciente se sienta suficientemente confiado para expresar su sufrimiento psicológico. Es importante escuchar con simpatía, incluso si el paciente está hablando de su miedo, ansiedad o frustraciones relacionadas con su enfermedad.

- **Tener en cuenta las señales no verbales**: Algunos pacientes no se atreven a hablar de su sufrimiento psicológico, sino que lo expresan a través de **señales no verbales**: retraimiento, aislamiento, tristeza o apatía. El cuidador debe estar atento a estas señales e invitar suavemente al paciente a abrirse, sin forzar la conversación, pero haciéndole comprender que puede confiar en nosotros.

## 2.2 Informar y tranquilizar: reducir la ansiedad relacionada con la enfermedad

Muchas ansiedades surgen de la **falta de conocimiento** o **comprensión de** la enfermedad. El auxiliar de enfermería puede desempeñar una función informativa, explicando los aspectos médicos del estado del paciente de forma sencilla y tranquilizadora.

- **Educación terapéutica**: al explicar cómo funciona la enfermedad, sus causas y los tratamientos disponibles, el asistente sanitario ayuda a **disipar ciertos temores**. Por ejemplo, explicar que los pólipos nasales son tumores benignos puede tranquilizar a un paciente que tiene temores infundados sobre un posible cáncer.

- **Aclarar el curso de los cuidados**: La incertidumbre asociada a los exámenes médicos o los procedimientos quirúrgicos puede ser una fuente importante de estrés. Al explicar las etapas que se avecinan (preparación para una operación, seguimiento postoperatorio), el asistente sanitario puede reducir esta ansiedad y permitir que el paciente se prepare mejor mentalmente para lo que va a suceder.

## 2.3 Derivación a apoyo psicológico especializado

A veces, el sufrimiento psicológico va más allá de la capacidad de escucha y apoyo del cuidador. En estos casos, es esencial derivar al paciente a **profesionales especializados**, como psicólogos o psiquiatras, que puedan ayudarle a gestionar su malestar de forma más eficaz.

- **Reconocer los signos de angustia**: Si un paciente muestra signos de **depresión**, como retraimiento, tristeza persistente o pensamientos negativos recurrentes, el cuidador debe remitir el asunto al equipo médico. Es importante no dejar pasar estas señales y ofrecer la atención adecuada.

- **Grupos de apoyo**: para determinadas enfermedades, como la pérdida de audición o el cáncer de ORL, existen **grupos de debate** en los que los pacientes pueden compartir sus experiencias con otras personas que se enfrentan a las mismas dificultades. Los cuidadores pueden sugerir esta opción a los pacientes, ya que a menudo les ayuda a romper su aislamiento y a aceptar su enfermedad.

- **Ética y respeto de la dignidad**
  ◦ Respetar la intimidad del paciente durante la asistencia

**El respeto a la intimidad del paciente** es un principio fundamental en la relación asistencial. Es una piedra angular de los cuidados éticos y humanos, y debe ser una prioridad para el auxiliar de enfermería en todas sus intervenciones. La protección de la intimidad del paciente no se limita a consideraciones físicas o materiales, sino que afecta también a su dignidad, su bienestar emocional y su seguridad psicológica. Los cuidados, ya sean técnicos, médicos o relacionados con la higiene, pueden colocar al paciente en una situación vulnerable. Por ello, los cuidadores deben adoptar una actitud respetuosa, empática y profesional para proteger el pudor y la intimidad del paciente durante todo el proceso asistencial.

# 1. Comprender la noción de intimidad en el contexto asistencial

La intimidad del paciente abarca una serie de dimensiones que van más allá de la desnudez física. Significa respetar su **espacio**

**personal**, su **pudor**, sus **valores** y **su dignidad**. Cada paciente tiene una sensibilidad diferente respecto a su cuerpo y a la forma en que experimenta la exposición de su intimidad durante los cuidados. Por lo tanto, es esencial comprender que la noción de intimidad varía de una persona a otra, en función de su edad, su cultura, su historia personal e incluso su estado de salud.

### 1.1 Intimidad física: proteger el cuerpo del paciente

La intimidad física suele ser lo primero que viene a la mente en el contexto de la asistencia sanitaria. Cuando hay que desvestir a un paciente para un examen médico, una limpieza o un tratamiento, es esencial **reducir al mínimo la exposición del cuerpo** y preservar el pudor.

- **Utilizar sábanas o mantas**: Cuando los cuidados deban dejar al descubierto una parte del cuerpo del paciente, el cuidador puede utilizar una sábana o una manta **para cubrir las zonas no implicadas**, limitando así la exposición a lo esencial. Esto hace que el paciente se sienta menos vulnerable y más protegido.

- **Desnudar al paciente por etapas**: es importante desnudar al paciente sólo en pequeñas etapas, descubriendo únicamente la zona que se va a tratar y cubriéndola después en cuanto se termine el tratamiento. Este método reduce la incomodidad asociada a la desnudez y ayuda al paciente a sentir que se respeta su intimidad.

### 1.2 Intimidad emocional: preservar la dignidad y el respeto

La intimidad no sólo tiene que ver con el cuerpo, sino también con **las emociones** y el **sentido de la dignidad del** paciente. Las situaciones en las que los pacientes dependen de otros para actos tan personales como el aseo, la higiene o la gestión de sus necesidades corporales pueden ser especialmente delicadas.

- **Adoptar una actitud respetuosa y afectuosa**: Los cuidadores deben asegurarse de que sus gestos **sean suaves** y sus palabras **amables**. Los gestos bruscos, la actitud despreocupada o las palabras torpes pueden acentuar la sensación de malestar del paciente. Es importante explicar siempre con calma lo que se va a hacer antes de realizar un tratamiento, para que el paciente se sienta respetado y confiado.

- **Fomentar la autonomía**: Siempre que sea posible, el cuidador debe animar al paciente a seguir **siendo autónomo**, incluso con acciones sencillas. Si el paciente es capaz de realizar algunos de los cuidados por sí mismo, como lavarse determinadas partes del cuerpo o limpiarse, es importante dejarle que lo haga, para que conserve el control sobre su propio cuerpo.

## 2. Crear un entorno propicio a la intimidad

El entorno en el que tiene lugar la asistencia desempeña un papel importante en el respeto de la intimidad del paciente. Ya sea en un hospital, en una clínica o en el propio domicilio del paciente, es fundamental **garantizar la confidencialidad de la asistencia** y asegurarse de que el espacio en el que se encuentran el paciente y el cuidador es seguro, privado y cómodo.

### 2.1 Cerrar la puerta y utilizar cortinas

El respeto de la intimidad comienza con la **protección visual** del paciente. Es esencial garantizar que nadie más que el equipo sanitario directamente implicado en la asistencia pueda ver al paciente durante las operaciones.

- **Cerrar la puerta**: Antes de iniciar los cuidados, el auxiliar debe asegurarse de que la puerta de la habitación o de la zona de cuidados está cerrada. Esto evita la intrusión involuntaria de personas ajenas y permite que el paciente se sienta seguro, lejos de miradas indiscretas.

- **Utilizar cortinas separadoras**: Si la asistencia se realiza en un espacio compartido, como una sala de hospital en la que hay varios pacientes agrupados, es importante correr las **cortinas separadoras** entre las camas antes de iniciar cualquier asistencia, para preservar la intimidad de cada paciente.

### 2.2 Anunciar su presencia antes de entrar en la sala

Respetar la intimidad de los pacientes significa también **respetar su espacio privado**. Antes de entrar en una habitación o espacio personal, el asistente debe llamar a la puerta o anunciar su presencia, aunque la puerta ya esté entreabierta. Esto permite al paciente prepararse y evitar sentirse desprevenido.

- **Esperar la respuesta del paciente**: Es fundamental no entrar directamente después de llamar a la puerta. El asistente debe esperar a que el paciente le autorice a entrar, o comprobar que el paciente está preparado para recibir la visita, especialmente si la atención implica manipulación física.

# 3. Implicar a los pacientes en la asistencia y respetar sus decisiones

Respetar la intimidad de los pacientes también significa **respetar sus decisiones** y hacerles partícipes en la medida de lo posible de los cuidados que reciben. El paciente debe sentir que participa activamente en sus cuidados y que no es un mero objeto de los mismos. Este enfoque preserva **la dignidad** del paciente y refuerza la relación de confianza con el asistente asistencial.

### 3.1 Informar al paciente antes de cada tratamiento

Los asistentes sanitarios deben **explicar** siempre **de antemano** lo que van a hacer antes de realizar cualquier tratamiento, especificando por qué es necesario y cómo se va a llevar a cabo.

Esta transparencia permite al paciente comprender mejor el tratamiento y tener cierto control sobre lo que se le va a hacer.

- **Pedir el consentimiento del paciente**: Incluso para los cuidados rutinarios, es importante **pedir el consentimiento del** paciente antes de empezar. Este sencillo paso demuestra que el paciente sigue controlando su cuerpo y sus decisiones, y que puede rechazar o posponer el tratamiento si lo desea. Respetar su acuerdo o negativa es esencial para preservar su autonomía e intimidad.

## 3.2 Adaptar la asistencia a las preferencias del paciente

Cada paciente tiene unas preferencias y necesidades específicas en lo que respecta a la intimidad. Algunos pueden sentirse más cómodos con cuidadores de su mismo sexo, mientras que otros prefieren ocuparse ellos mismos de ciertas partes del cuidado. Los cuidadores deben tener en cuenta estas **preferencias individuales** y adaptar sus intervenciones en consecuencia.

- **Respetar el pudor cultural o religioso**: en determinados contextos culturales o religiosos, la intimidad y el pudor pueden vivirse de un modo más sensible. Es importante que los cuidadores se informen sobre estos aspectos y **se adapten a las prácticas** o expectativas específicas del paciente, por ejemplo asegurándose de que los cuidados corporales los realice un cuidador del mismo sexo.

- **Fomentar la participación del paciente**: Para aumentar la participación del paciente y respetar su intimidad, es importante dejarle tomar parte activa en los cuidados siempre que sea posible. Por ejemplo, el auxiliar de cuidados puede sugerir al paciente que se lave solo determinadas partes del cuerpo durante el baño, o que se vista solo después de un examen médico.

# 4. Respetar la confidencialidad de la información

**La confidencialidad** de la información médica también forma parte del derecho a la intimidad del paciente. Los datos relativos al estado de salud de un paciente, la atención prestada o sus preferencias sólo deben compartirse con los profesionales directamente implicados en su atención, respetando las normas de confidencialidad.

## 4.1 Protección de datos personales

Las conversaciones sobre el estado de salud de un paciente deben celebrarse en privado, lejos de otros pacientes o del público.

* **Hablar en voz baja en zonas compartidas**: En las habitaciones o pasillos compartidos de un hospital, los auxiliares asistenciales deben asegurarse de **hablar en voz** baja cuando comenten el estado del paciente, para evitar que otras personas escuchen información confidencial.

## 4.2 Respetar la confidencialidad de los documentos médicos

Los historiales médicos y la información sensible deben tratarse con cuidado y nunca deben dejarse al alcance de personas no autorizadas.

* **Almacenamiento seguro de los expedientes**: los asistentes sanitarios deben garantizar que **los documentos médicos** se guardan en zonas seguras y que sólo tienen acceso a ellos las personas autorizadas.

  ○ Gestión de la información médica y confidencialidad

**La gestión de la información médica** y el **respeto de la confidencialidad** son principios fundamentales en la práctica sanitaria. La información médica, que incluye todos los datos relativos al estado de salud, tratamiento e historial de un paciente, es especialmente sensible. Estos datos no sólo son esenciales para una atención médica óptima, sino que también afectan directamente a la **vida privada** del paciente. La confidencialidad de esta información es, por tanto, una cuestión crucial, no sólo para proteger los derechos y la dignidad de los pacientes, sino también para garantizar la confianza entre el paciente y el equipo sanitario. Como actor clave en la relación asistencial, el auxiliar de enfermería tiene la responsabilidad de **gestionar y proteger esta información** con el máximo cuidado, respetando los principios éticos y legales que rigen su tratamiento.

# 1. Información médica: datos sensibles que deben protegerse

**La información médica** incluye todo lo relacionado con el estado de salud de un paciente: su historial médico, diagnósticos, tratamientos y resultados de pruebas, así como sus preferencias asistenciales y detalles personales como nombre, dirección y datos de contacto. Esta información es esencial para garantizar una atención médica adecuada y coordinada, pero debe **protegerse** porque revela aspectos muy íntimos de la vida de una persona.

### 1.1 Naturaleza de la información médica

La información médica se recoge en el curso de la asistencia, durante consultas, hospitalizaciones o reconocimientos médicos. Incluye :

- **Datos administrativos**: apellidos, nombre, fecha de nacimiento, número de la seguridad social, datos de contacto. Estos datos se utilizan para identificar a los pacientes y hacer un seguimiento de su tratamiento.

- **Datos clínicos**: información sobre el estado de salud, síntomas, diagnósticos realizados por médicos, prescripciones de medicamentos y resultados de pruebas.

- **Datos de seguimiento**: información sobre la evolución de la enfermedad, la respuesta al tratamiento o los efectos secundarios observados.

Estos datos, que a menudo se intercambian entre distintos profesionales sanitarios, deben **estar sujetos a estrictas normas de confidencialidad**, ya que su divulgación no autorizada puede causar perjuicios morales o incluso legales al paciente.

### 1.2 Riesgo de divulgación y cuestiones de confidencialidad

En el contexto de la asistencia sanitaria, la información médica suele ser manejada por varias partes diferentes: médicos, enfermeros, auxiliares asistenciales y secretarios médicos. Cada uno de estos profesionales tiene acceso a los datos de los pacientes en la medida necesaria para su trabajo. El principal riesgo asociado a la gestión de esta información es la **divulgación no autorizada**, ya sea por una discusión descuidada en un espacio compartido o por un acceso no seguro a los historiales médicos.

- **Divulgación involuntaria**: a veces, la información médica puede divulgarse accidentalmente, por ejemplo durante una conversación entre cuidadores que podría ser escuchada por terceros, o cuando se dejan documentos sin vigilar en una zona accesible.

- **Uso indebido de la información**: En casos más graves, la información médica podría utilizarse para fines no autorizados, como investigaciones de seguros o por motivos comerciales, lo que supone una grave violación de los derechos de los pacientes.

## 2. El marco jurídico de la confidencialidad de los datos médicos

El respeto de la confidencialidad de la información médica se rige por la **legislación** y por **estrictas normas deontológicas**. En

Francia, el **secreto médico** es un principio consagrado en el Código de Salud Pública y el Código de Deontología Médica. Este secreto se aplica a todos los profesionales de la salud, incluidos los asistentes sanitarios, e impone obligaciones específicas en cuanto al uso y la comunicación de la información médica.

## 2.1 El secreto médico: una obligación legal

**El secreto médico** es un derecho fundamental de los pacientes, que garantiza que la información que les concierne no será divulgada sin su consentimiento. Esto significa que todos los profesionales sanitarios están obligados a proteger la **confidencialidad** de **la información** que recaban en el ejercicio de sus funciones, salvo en los casos muy excepcionales previstos por la ley (como cuando su divulgación es necesaria para proteger la salud pública o en caso de orden judicial).

- **Confidencialidad de los intercambios**: las conversaciones entre cuidadores, ya sea en los pasillos de un hospital o en reuniones médicas, deben respetar la confidencialidad. La información intercambiada sólo debe concernir a los profesionales directamente implicados en el cuidado del paciente.

- **Confidencialidad de los documentos** : Los historiales médicos deben conservarse de forma segura, con acceso restringido a los profesionales autorizados. No pueden compartirse sin el consentimiento del paciente, salvo en caso de urgencia médica o para garantizar la continuidad de la asistencia.

## 2.2 Reglamento general de protección de datos (RGPD)

**El Reglamento General de Protección de Datos** (**RGPD**), que entró en vigor en 2018 en la Unión Europea, refuerza los derechos de los pacientes en materia de gestión y protección de datos personales, incluidos los datos sanitarios. El RGPD impone normas estrictas sobre la **recopilación, el tratamiento y el almacenamiento** de información médica.

*   **Derecho a la transparencia**: los pacientes deben ser informados de cómo se recogen, utilizan y almacenan sus datos sanitarios. También deben saber quién tiene acceso a ellos y con qué fin.

*   **Consentimiento informado**: el tratamiento de datos médicos requiere el **consentimiento explícito** del paciente, que puede retirarlo en cualquier momento, salvo que los datos sean esenciales para garantizar la continuidad de la asistencia.

*   **Derecho de acceso y rectificación**: los pacientes tienen derecho a acceder a su propia información médica y pueden pedir que se corrija en caso de error.

# 3. El papel del asistente en la protección de la información médica

Aunque en la mayoría de los casos no manejan directamente historiales médicos, los auxiliares sanitarios desempeñan un papel crucial en la **protección de la confidencialidad** de la información médica, ya que suelen estar en contacto directo con los datos sanitarios del paciente a través de la atención que prestan y de los intercambios que mantienen con otros miembros del equipo sanitario.

### 3.1 Respetar el secreto profesional

Los asistentes sanitarios están sujetos **al secreto profesional** en todas sus interacciones con los pacientes. Esto significa que nunca deben divulgar información sobre el estado de salud de un paciente a personas no autorizadas, incluida su familia, a menos que el paciente haya dado su consentimiento explícito.

- **Discreción en los intercambios**: Los auxiliares asistenciales deben asegurarse de que sus intercambios con otros miembros del equipo asistencial, o incluso con el paciente, tengan lugar en **espacios adecuados**. Por ejemplo, debe evitarse hablar del estado de salud de un paciente en un pasillo frecuentado por otros pacientes o visitantes.

- **Limitar las conversaciones a lo esencial**: es importante compartir con los demás cuidadores sólo la información estrictamente necesaria para atender al paciente. Es innecesario y poco profesional divulgar detalles superfluos o personales que no tienen relación directa con los cuidados.

## 3.2 Garantizar la seguridad de los documentos y la información digital

Aunque los asistentes sanitarios no son sistemáticamente responsables de la gestión de las historias clínicas, pueden entrar en contacto con ellas en determinados contextos, sobre todo en los servicios asistenciales o al administrar medicamentos. En estos casos, es esencial que contribuyan a la **seguridad de la información**, ya sea en papel o en formato digital.

- **No deje documentos por ahí**: Los historiales médicos, las recetas o cualquier otro documento que contenga información confidencial nunca deben dejarse desatendidos en lugares públicos o accesibles. Si los auxiliares sanitarios manipulan documentos médicos, deben asegurarse de guardarlos **en un lugar seguro** una vez que hayan terminado de consultarlos.

- **Uso seguro de las herramientas digitales**: con la creciente digitalización de la asistencia, los asistentes sanitarios están cada vez más obligados a utilizar **historiales médicos informatizados**. Es esencial cumplir **los protocolos de seguridad informática**, como utilizar contraseñas seguras y desconectarse de las herramientas informáticas después de cada consulta para evitar accesos no autorizados.

### 3.3 Informar a los pacientes de sus derechos

Como intermediario de confianza entre el paciente y el sistema sanitario, el asistente sanitario también puede desempeñar un papel a **la hora de informar a los pacientes** de sus derechos en relación con la gestión de los datos médicos.

* **Responder a las preguntas del paciente**: si el paciente expresa su preocupación por la gestión de su información médica o quiere saber quién tiene acceso a su expediente, el asistente sanitario puede proporcionarle información general o dirigirle a las personas adecuadas (como el médico o el servicio de gestión de historias clínicas) para obtener respuestas más detalladas.

* **Animar a los pacientes a expresar sus preferencias**: Los cuidadores deben animar a los pacientes a expresar sus preferencias en cuanto a la comunicación de su información médica a su familia o a otros profesionales sanitarios. Si el paciente desea que cierta información se mantenga estrictamente confidencial, deben respetarse estos deseos.

      ◦ Ética y toma de decisiones en situaciones delicadas

**La ética** es un conjunto de principios y normas morales que guían la práctica de los cuidadores en el desempeño de sus funciones. Para un auxiliar de cuidados, la ética constituye un marco de referencia esencial, que orienta no sólo la forma en que se prestan los cuidados, sino también la manera en que se toman las decisiones en situaciones a menudo complejas y delicadas. Los principios éticos garantizan **el respeto de los derechos de los**

197

**pacientes**, el mantenimiento de la **calidad de los cuidados** y la protección de **la dignidad humana**. Cuando un auxiliar de cuidados se enfrenta a **situaciones delicadas**, estos principios son puntos de referencia esenciales para tomar decisiones justas, éticas y acordes con las mejores prácticas profesionales.

# 1. Principios éticos: un marco ético esencial

La ética profesional se basa en una serie de principios fundamentales destinados a proteger al paciente y orientar a los cuidadores en sus actuaciones. Estos principios incluyen **el respeto a la dignidad humana**, el **secreto profesional**, la **beneficencia** (actuar en el mejor interés del paciente), **la no maleficencia** (evitar cualquier acto que pueda causar daño) y la **autonomía del paciente** (respetar sus elecciones y su capacidad de decidir por sí mismo).

## 1.1 Respeto de la dignidad y la autonomía del paciente

**El respeto de la dignidad** humana es la piedra angular de cualquier intervención sanitaria. Este principio implica que los pacientes deben ser tratados siempre con respeto, sin juzgarlos, sea cual sea su estado de salud, situación social o creencias. Los cuidadores deben velar siempre por preservar **la dignidad física** (protegiendo la intimidad del paciente durante los cuidados) y **la dignidad moral** (respetando los valores y la integridad psicológica del paciente).

- **Respeto de la autonomía**: La autonomía del paciente significa que éste debe poder participar activamente en las decisiones relativas a su salud. Incluso cuando son vulnerables, los pacientes deben ser informados de forma clara y transparente sobre los cuidados que reciben, y debe recabarse sistemáticamente su consentimiento. El cuidador, en colaboración con el equipo médico, debe asegurarse de que el paciente pueda elegir con conocimiento de causa y respetar sus decisiones, aunque difieran de las recomendaciones médicas.

198

## 1.2 Beneficencia y no maleficencia

Los principios de **beneficencia** y **no maleficencia** constituyen el núcleo de la ética asistencial. La beneficencia implica que todas las acciones emprendidas por el cuidador estén encaminadas a **mejorar el estado de salud** del paciente o **aliviar su sufrimiento**, mientras que la no maleficencia significa **no causar daño** al paciente, ya sea por negligencia, torpeza u omisión.

- **Actuar en interés del paciente**: En cada decisión, el cuidador debe preguntarse siempre si la acción que se está considerando redunda en beneficio del paciente. Esto puede incluir decisiones sencillas (como el tratamiento del dolor) o más complejas (como la preparación psicológica para una operación). Incluso en momentos difíciles, como los cuidados paliativos, el cuidador debe intentar mejorar la calidad de vida del paciente.

- **Evitar intervenciones innecesarias o perjudiciales**: En algunos casos, un cuidado o una intervención pueden parecer justificados, pero podrían tener consecuencias negativas para el paciente. Los cuidadores deben ser conscientes de los **límites de** ciertos procedimientos y dar prioridad a los cuidados menos invasivos si pueden aportar un beneficio comparable sin riesgo de agravar la situación.

## 2. Toma de decisiones en situaciones delicadas

Las situaciones delicadas, ya sean de carácter médico, ético o relacional, ponen a prueba la capacidad del cuidador para tomar decisiones justas y ponderadas. Estas decisiones deben basarse en principios éticos, teniendo en cuenta al mismo tiempo las particularidades de cada situación y las necesidades específicas del paciente.

## 2.1 Conflicto entre los deseos del paciente y el consejo médico

Una situación frecuente y delicada se produce cuando el paciente expresa un **deseo contrario a** las recomendaciones médicas. Este tipo de situación puede dar lugar a dilemas éticos, ya que el cuidador debe respetar la autonomía del paciente al tiempo que garantiza su bienestar.

- **Explicar e informar**: En estas situaciones, el auxiliar de enfermería desempeña el papel de mediador. Es importante explicar a los pacientes las posibles consecuencias de sus elecciones, respetando al mismo tiempo su capacidad para tomar decisiones por sí mismos. Con paciencia y empatía, el cuidador puede ayudar al paciente a comprender los beneficios y los riesgos de las distintas opciones de tratamiento. El objetivo es garantizar que el paciente tome una decisión **con conocimiento de causa**, sin imponerle un punto de vista externo.

- **Apoyo a la decisión**: aunque el paciente persista en su elección, el cuidador debe seguir apoyándole. El respeto de la autonomía es un valor esencial, incluso cuando la elección del paciente parece desfavorable. En este caso, el cuidador apoya al paciente en la gestión de su decisión, asegurándose de que no pone su vida en peligro inmediato.

## 2.2 Gestión de las situaciones al final de la vida

**Los cuidados paliativos** y la gestión de las situaciones al final de la vida representan otro ámbito delicado de toma de decisiones. En esos momentos, el sufrimiento físico y psicológico del paciente suele ser máximo, y los cuidadores tienen que encontrar un equilibrio entre **el alivio de los síntomas** y el **respeto de la dignidad** del paciente al final de la vida.

- **Priorizar la comodidad**: al final de la vida, a menudo se toman decisiones para maximizar **la comodidad del**

**paciente**. Por tanto, los cuidadores deben procurar aliviar el dolor, respetando al mismo tiempo los deseos del paciente en cuanto a tratamientos o intervenciones. El principio de beneficencia adquiere aquí una importancia vital: el objetivo es ofrecer la mejor calidad de vida posible, incluso cuando la recuperación ya no es una opción.

- **Respetar los deseos del paciente**: Es esencial respetar las **voluntades anticipadas** y los deseos del paciente en relación con los tratamientos al final de la vida. Si el paciente ha expresado deseos específicos en relación con el cese de los tratamientos curativos o la administración de cuidados paliativos, estos deseos deben respetarse. El auxiliar de enfermería, como persona de apoyo local, debe velar por que se tengan en cuenta estas elecciones, de acuerdo con el equipo médico.

### 2.3 Tener en cuenta el sufrimiento psicológico

En algunas situaciones, el paciente puede estar experimentando **una angustia psicológica** grave, que está influyendo en sus decisiones o en su comportamiento. Este tipo de situación requiere una atención especial y una toma de decisiones delicada, ya que el estado emocional del paciente puede distorsionar su capacidad para tomar decisiones racionales.

- **Escuchar y comprender**: los cuidadores deben escuchar el sufrimiento del paciente y, si es necesario, implicar a profesionales especializados, como un **psicólogo** o un **psiquiatra**, para que le ayuden a superar este difícil periodo. Es importante no juzgar al paciente, sino apoyarle respetando sus decisiones, siempre que sea capaz de tomarlas por sí mismo.

- **Fomentar la comunicación**: Cuando el paciente se encuentra en una situación de angustia psicológica, el cuidador puede desempeñar un papel de facilitador para fomentar la **comunicación entre el paciente y sus familiares** o entre el paciente y otros cuidadores. La toma de decisiones informadas depende a menudo de una comprensión completa de los problemas, tanto médicos como psicológicos.

# 3. Trabajar con el equipo asistencial para tomar decisiones compartidas

En situaciones delicadas, la **colaboración con el equipo asistencial** es crucial para garantizar que las decisiones sean meditadas y adecuadas. Los auxiliares sanitarios nunca trabajan solos: forman parte de un equipo multidisciplinar que incluye médicos, enfermeros, psicólogos y, a veces, otros profesionales como trabajadores sociales. Este enfoque de equipo **permite contrastar puntos de vista**, debatir casos complejos y evitar decisiones aisladas que podrían no redundar en beneficio del paciente.

### 3.1 Debates en equipo sobre casos complejos

Ciertas situaciones delicadas requieren debates en profundidad entre los miembros del equipo asistencial. Por ejemplo, cuando un paciente rechaza un tratamiento que podría salvarle la vida, o cuando hay que tomar una decisión difícil al final de la vida, los profesionales sanitarios se reúnen para sopesar las distintas opciones y determinar qué decisión respeta mejor los principios éticos y los deseos del paciente.

- **Reuniones de consulta**: el cuidador puede participar en estas conversaciones, compartiendo sus observaciones y sentimientos sobre el estado del paciente, en particular su **estado emocional**, o aspectos de la relación de confianza que pueden informar la decisión. Este papel es tanto más importante cuanto que el cuidador suele ser el profesional sanitario más cercano al paciente en el día a día.

- **Tener en cuenta todos los aspectos de la situación**: Una decisión ética bien meditada tiene en cuenta varias dimensiones: el estado de salud del paciente, su bienestar psicológico y sus valores personales, así como los aspectos sociales y familiares que puedan entrar en juego. El papel del equipo es encontrar el equilibrio adecuado entre estos distintos elementos para ofrecer la mejor atención posible.

# Capítulo 7

# Gestión de situaciones ORL críticas

- **Urgencias otorrinolaringológicas**
  - ◦ Urgencias frecuentes (epistaxis grave, obstrucción de las vías respiratorias, complicaciones postoperatorias)

**Las urgencias** otorrinolaringológicas **comunes**, como **la epistaxis grave**, la **obstrucción de las vías respiratorias** y las **complicaciones postoperatorias**, requieren una respuesta rápida y eficaz del equipo sanitario. Los auxiliares sanitarios, que están en primera línea de la atención al paciente, desempeñan un papel crucial en la gestión de estas urgencias. Deben ser capaces de reconocer las señales de alarma, intervenir rápidamente para estabilizar al paciente y alertar inmediatamente a los profesionales médicos adecuados. Una buena preparación y un conocimiento profundo de lo que hay que hacer no sólo pueden salvar vidas, sino también reducir las posibles complicaciones y mejorar el pronóstico del paciente.

# 1. Epistaxis grave: tratamiento e intervención rápida

**La epistaxis** (hemorragia nasal) es una urgencia ORL frecuente, pero la mayoría de los casos son benignos y fáciles de controlar. Sin embargo, la **epistaxis grave**, sobre todo de origen posterior, puede provocar una pérdida importante de sangre y poner en peligro la vida si no se trata con prontitud. Estas hemorragias suelen estar asociadas a patologías subyacentes como la hipertensión arterial, los trastornos de la coagulación o el uso de anticoagulantes.

### 1.1 Reconocer los signos de gravedad

La epistaxis moderada suele controlarse con métodos sencillos, como comprimir las fosas nasales, pero es importante saber reconocer **los signos de gravedad** que requieren atención médica urgente:

- **Pérdida abundante de sangre**: Una hemorragia nasal que dure más de 20 minutos a pesar de la compresión debe considerarse grave. Si el paciente muestra signos de debilidad, palidez o mareo, esto indica una pérdida importante de sangre.

- **Sangre en la garganta**: Una secreción posterior, cuando la sangre fluye por la parte posterior de la garganta, suele ser más difícil de controlar. Puede causar dificultades respiratorias si el paciente inhala la sangre, lo que requiere atención inmediata.

## 1.2 Intervención del cuidador en caso de epistaxis grave

El auxiliar de enfermería desempeña un papel esencial en el tratamiento inicial de la epistaxis grave, actuando rápidamente para limitar la pérdida de sangre y garantizar la seguridad del paciente.

- **Colocación del paciente**: El cuidador debe colocar al paciente sentado, ligeramente inclinado hacia delante, para evitar que la sangre baje por la garganta y sea tragada o inhalada. Esto también ayuda a reducir la presión sanguínea en los vasos nasales.

- **Compresión y aplicación de frío**: Si la hemorragia es anterior (parte delantera de la nariz), el cuidador puede comprimir la fosa nasal afectada y aplicar una compresa fría en la nariz o el cuello para favorecer la vasoconstricción y reducir la hemorragia.

- **Control de las constantes vitales**: Durante el episodio hemorrágico, es esencial controlar **las constantes vitales** del paciente (tensión arterial, pulso) y comprobar su estado de consciencia. Si la hemorragia persiste o el paciente muestra signos de deterioro, el auxiliar sanitario debe alertar inmediatamente al equipo médico.

### 1.3 Asistencia médica y apoyo al paciente

En caso de epistaxis grave, es necesario un tratamiento médico especializado. Puede incluir la aplicación de un **taponamiento** nasal o la administración de medicamentos vasoconstrictores. El auxiliar de enfermería acompaña al paciente durante este tratamiento, asegurándose de que se encuentra cómodo y explicándole las distintas etapas del tratamiento. También puede ayudar a preparar el material necesario (compresas, apósitos hemostáticos, etc.) y a preparar al paciente para el procedimiento.

## 2. Obstrucción de las vías respiratorias: urgencia vital

**Las obstrucciones de las vías respiratorias** son una urgencia absoluta que requiere una intervención inmediata. Pueden estar causadas por cuerpos extraños (alimentos, objetos), edema laríngeo, espasmo de las cuerdas vocales o infecciones graves como abscesos o laringitis obstructiva. En estos casos, la respiración del paciente se ve comprometida, lo que puede provocar una asfixia rápida y poner en peligro su vida.

### 2.1 Identificación de los signos de obstrucción de las vías respiratorias

Los cuidadores deben ser capaces de reconocer **los signos de obstrucción aguda de las vías respiratorias**, que requieren una intervención de urgencia inmediata:

- **Dificultad respiratoria**: El paciente tiene dificultad para respirar, con respiración ruidosa (estridor) o sibilancias. Puede sujetarse la garganta, hacer movimientos respiratorios exagerados y mostrar signos de ansiedad extrema.

- **Cianosis**: Una obstrucción grave provoca una falta de oxígeno en la sangre, que se manifiesta con cianosis (coloración azulada de los labios, la cara y las extremidades).

- **Pérdida de conocimiento**: En caso de obstrucción prolongada, el paciente puede perder el conocimiento debido a la hipoxia (falta de oxígeno), lo que hace aún más urgente la intervención.

## 2.2 Primeros auxilios en caso de obstrucción

La rápida intervención del asistente sanitario es crucial para despejar las vías respiratorias y restablecer la respiración normal.

- **Maniobra de Heimlich**: Si la obstrucción se debe a un cuerpo extraño (como en un atragantamiento), el auxiliar de enfermería puede realizar la **maniobra de Heimlich**. Esta técnica consiste en ejercer una presión rápida sobre el abdomen para expulsar el objeto que obstruye la tráquea. Es esencial estar familiarizado con esta maniobra y aplicarla correctamente.

- **Colocación del paciente**: Si la obstrucción no está relacionada con un cuerpo extraño, como en el caso de un edema laríngeo o un espasmo de las cuerdas vocales, se recomienda colocar al paciente en posición semisentada para facilitar la respiración y evitar que la obstrucción empeore.

- **Petición inmediata de ayuda**: Si el cuidador no es capaz de despejar la vía aérea, debe pedir inmediatamente asistencia médica especializada, continuando con las maniobras de emergencia si es necesario.

## 2.3 Asistencia médica y apoyo

Una vez que ha llegado el equipo médico, pueden ser necesarios procedimientos más técnicos, como la **intubación** o la **traqueotomía**, para garantizar que las vías respiratorias permanezcan abiertas. El auxiliar de enfermería acompaña al paciente durante estos procedimientos, asegurándose de que esté cómodo y tranquilizándolo en la medida de lo posible. También deben permanecer atentos a los cambios en las constantes vitales y alertar al paciente de cualquier deterioro.

# 3. Complicaciones postoperatorias: vigilancia y capacidad de respuesta

**Las complicaciones postoperatorias** son frecuentes en la cirugía ORL. Aunque la mayoría de las operaciones transcurren sin problemas, pueden surgir complicaciones tras la intervención, como hemorragias, infecciones o problemas respiratorios. El auxiliar de enfermería tiene un papel central en el **seguimiento postoperatorio**, ya que suele ser quien pasa más tiempo con el paciente y puede detectar los primeros signos de complicación.

### 3.1 Vigilancia de los signos de complicaciones postoperatorias

Las complicaciones postoperatorias pueden surgir en las horas o días siguientes a una operación. El auxiliar de enfermería debe estar atento a las **señales de alarma** que requieren una intervención rápida:

- **Hemorragias postoperatorias**: después de algunas operaciones de ORL (como la amigdalectomía o la cirugía de los senos paranasales), pueden producirse hemorragias. Los cuidadores deben estar atentos a cualquier signo de hemorragia anormal, sobre todo en la garganta, la nariz o los puntos de sutura. Una hemorragia importante puede provocar rápidamente hipotensión y shock hipovolémico.

- **Infección**: Una infección postoperatoria se manifiesta por fiebre, enrojecimiento o hinchazón en la zona operada y aumento del dolor. El auxiliar de enfermería debe controlar la temperatura del paciente e informar de cualquier anomalía.

- **Dificultad respiratoria**: Tras determinadas operaciones, como la cirugía de las vías respiratorias o de las amígdalas, pueden aparecer **dificultades respiratorias**, causadas por edemas o infecciones. El paciente puede presentar signos de malestar respiratorio o ruidos anormales al inspirar.

### 3.2 Intervención rápida en caso de complicaciones

En caso de complicación postoperatoria, el auxiliar de enfermería debe intervenir rápidamente para estabilizar la situación hasta que llegue el equipo médico.

- **Tratamiento de la hemorragia**: En caso de hemorragia importante, es fundamental mantener al paciente sentado o ligeramente inclinado hacia delante para evitar la aspiración de sangre. Si es necesario, se puede aplicar compresión local con compresas estériles. El cuidador debe estar atento a los signos de shock y alertar inmediatamente al médico.

- **Control de los** parámetros vitales: El control de los parámetros vitales (frecuencia cardiaca, tensión arterial, saturación de oxígeno) permite detectar precozmente el deterioro del estado del paciente. Un descenso significativo de la saturación de oxígeno, por ejemplo, puede indicar una complicación respiratoria.

- **Anticipación de los cuidados**: El auxiliar de enfermería debe estar preparado para ayudar al equipo médico a hacer frente a la complicación, preparando el material necesario y tranquilizando al paciente, que puede estar ansioso por la situación.

○ El papel del auxiliar de enfermería en la gestión de emergencias: capacidad de respuesta y compostura

**Los auxiliares sanitarios** desempeñan un **papel** crucial en la gestión de emergencias, ya que suelen estar en primera línea cuando se producen situaciones críticas. Su **capacidad de reacción** y su **sangre fría** son esenciales para garantizar una atención rápida y eficaz, que permita estabilizar el estado del paciente antes de que llegue el equipo médico. Ya sea en un hospital, en un centro asistencial o a domicilio, el auxiliar de enfermería debe ser capaz de identificar rápidamente una urgencia, realizar los primeros auxilios y coordinar la intervención con los demás cuidadores. La calma y la capacidad de actuar bajo presión son cualidades esenciales para hacer frente a situaciones inesperadas y potencialmente mortales.

# 1. Capacidad de respuesta: detectar y actuar sin demora

La **capacidad de reacción** del auxiliar de enfermería es un elemento fundamental en la gestión de emergencias. La rapidez con la que son capaces de reconocer los signos de deterioro del estado de salud de un paciente, y actuar en consecuencia, puede significar la diferencia entre la vida y la muerte en algunos casos. Ello requiere una atención constante, la capacidad **de** identificar **las señales de alarma** y la rápida aplicación de medidas de primeros auxilios.

### 1.1 Vigilancia y detección precoz de señales de emergencia

Una de las principales funciones del auxiliar de enfermería en la gestión de emergencias es **vigilar de** cerca el estado del paciente. Esta vigilancia permite detectar rápidamente cualquier anomalía o deterioro del estado de salud del paciente.

- **Reconocer los signos de sufrimiento**: los cuidadores deben ser capaces de identificar rápidamente los signos de sufrimiento respiratorio, cardiovascular o neurológico. Por

212

ejemplo, la respiración sibilante o la falta de aire repentina pueden indicar una obstrucción de las vías respiratorias, mientras que los sudores fríos, la palidez o el dolor torácico pueden indicar un problema cardíaco inminente.

- **Vigilancia de los parámetros vitales**: La toma y vigilancia de los parámetros vitales, como la frecuencia cardiaca, la tensión arterial, la temperatura o la saturación de oxígeno, ayuda a detectar una emergencia. Un descenso rápido de la saturación de oxígeno, por ejemplo, es un signo precoz de insuficiencia respiratoria que requiere una intervención inmediata.

### 1.2 Actuar con rapidez: realizar los primeros auxilios

Cuando un asistente sanitario detecta una situación de emergencia, debe ser capaz de actuar de inmediato para **estabilizar al paciente** y evitar un mayor deterioro. Esto implica realizar los procedimientos de primeros auxilios, que varían según la naturaleza de la emergencia.

- **Colocación correcta del paciente**: En caso de malestar, obstrucción respiratoria o hemorragia, la posición del paciente es crucial. Por ejemplo, en caso de obstrucción respiratoria, es importante mantener al paciente en posición semisentada para facilitar la respiración, mientras que en caso de shock hemorrágico, el paciente debe colocarse **en decúbito supino** (tumbado boca arriba) con las piernas elevadas para favorecer la circulación sanguínea.

- **Realización de procedimientos de emergencia**: los auxiliares sanitarios deben estar formados en procedimientos de primeros auxilios, **como la maniobra de Heimlich** para despejar las vías respiratorias o **las compresiones torácicas** en caso de parada cardiaca. También deben saber administrar primeros auxilios en caso de hemorragia, como aplicar presión sobre la herida para limitar la pérdida de sangre.

- **Utilización de equipos de reanimación**: en caso de parada cardiaca, los auxiliares asistenciales deben saber utilizar un **desfibrilador** automático, si está disponible. La capacidad de reaccionar rápidamente administrando una descarga eléctrica puede salvar la vida de un paciente.

### 1.3 Alertar inmediatamente al equipo médico

Tras realizar los primeros auxilios, el asistente debe **avisar** rápidamente al equipo médico o a los servicios de urgencias para garantizar una atención más completa. Esta comunicación debe ser clara, concisa y precisa para que los cuidadores puedan preparar su intervención.

- **Proporcionar información clave**: Cuando se da la alerta, el asistente sanitario debe ser capaz de describir con precisión el estado del paciente, los signos observados, las medidas ya adoptadas y las necesidades inmediatas (reanimación, medicación, etc.).

## 2. Compostura: mantener el control en situaciones críticas

En una situación de emergencia, la capacidad del auxiliar de enfermería para mantener **la compostura** es tan importante como su capacidad de respuesta. Intervenir en una situación de estrés extremo requiere **claridad mental**, control y gestión eficaz de las emociones. La compostura ayuda a evitar errores causados por la precipitación y a mantener un enfoque organizado y estructurado de la atención.

### 2.1 Controlar las emociones y actuar con calma

Las urgencias suelen ser momentos de urgencia y ansiedad para los pacientes y sus familias. Manteniendo la calma y la compostura, el auxiliar sanitario crea un **entorno tranquilizador** que puede calmar al paciente y ayudar al equipo a trabajar de forma más coordinada.

- **Controlar el estrés**: el estrés es inevitable en situaciones críticas, pero el auxiliar de enfermería debe saber controlarlo para seguir siendo eficaz. Esto significa aplicar metódicamente las técnicas de primeros auxilios que han aprendido, sin dejarse abrumar por la presión de la emergencia.

- **Actuar con método**: Incluso en una emergencia, es importante **priorizar las acciones**. Por ejemplo, si el paciente tiene una hemorragia intensa y signos de dificultad respiratoria, es esencial despejar las vías respiratorias antes de tratar la hemorragia. La compostura es la clave para mantener este enfoque estructurado.

## 2.2 Calmar a los pacientes y a sus familias

En caso de urgencia, el pánico puede propagarse rápidamente, sobre todo entre los pacientes y sus familiares. El auxiliar de enfermería, gracias a su compostura y su presencia benévola, desempeña un papel esencial **para calmar** las tensiones.

- **Adoptar un tono tranquilizador**: hablando al paciente con voz tranquila y serena, el asistente sanitario puede ayudar a reducir su ansiedad y calmarlo. Por ejemplo, en caso de dificultad respiratoria, hablar suavemente al paciente para animarle a respirar con calma puede suponer una gran diferencia en la gestión de la crisis.

- **Tratar con diplomacia a los familiares**: A veces, la presencia de los familiares del paciente aumenta el estrés de la situación. En estos casos, el asistente sanitario debe saber **comunicarse con diplomacia** y tranquilizar a los familiares sin transmitirles la urgencia de la situación. Puede explicar brevemente lo que está ocurriendo y pedirles que mantengan las distancias para no perturbar la operación.

### 2.3 Trabajar eficazmente con el equipo médico

La serenidad también es esencial para trabajar eficazmente con el equipo médico en situaciones de emergencia. Los cuidadores deben ser capaces de seguir instrucciones, facilitar información precisa y **ayudar activamente** al equipo médico.

- **Ser un recurso fiable**: el auxiliar de cuidados debe estar preparado para actuar como persona de apoyo, preparando el material necesario (compresas, oxígeno, etc.) y realizando con rapidez las tareas solicitadas por la enfermera o el médico.

- **Comunicarse con claridad**: Cuando se trata de una urgencia, es fundamental que el asistente sanitario comparta sus observaciones con el equipo médico. Por ejemplo, informar de un cambio en el estado del paciente (empeoramiento de los síntomas, mejoría tras una operación) permite adaptar los cuidados en tiempo real.

## 3. Anticipación y formación continua: claves de la eficacia

**La gestión de emergencias** no se improvisa. Para ser eficaces en estas situaciones, los asistentes deben tener una formación sólida y actualizada periódicamente en primeros auxilios y protocolos de emergencia. Además, **la anticipación** es un factor clave para estar preparado para actuar con rapidez.

### 3.1 Formación en procedimientos de emergencia

La formación continua permite a los auxiliares de cuidados mantener actualizadas sus competencias, sobre todo en reanimación cardiopulmonar (RCP), tratamiento de hemorragias, obstrucción de las vías respiratorias y uso de equipos de emergencia.

- **Simulacros regulares**: participar en ejercicios de emergencia o simulacros permite a los auxiliares de cuidados entrenarse en condiciones realistas, de modo que son más capaces de reaccionar en situaciones de la vida real. Estos ejercicios también ayudan a reforzar la confianza en uno mismo ante situaciones de estrés.

### 3.2 Anticiparse a las situaciones de riesgo

La anticipación permite **prevenir ciertas emergencias** o prepararse para ellas de la forma más eficaz posible. Observando atentamente el estado de salud del paciente, el auxiliar de enfermería puede identificar situaciones de alto riesgo y tomar medidas para evitar que empeoren.

- **Reconocer los factores de riesgo**: algunos pacientes presentan factores de riesgo que aumentan la probabilidad de una emergencia, como antecedentes cardíacos o respiratorios, trastornos de la coagulación o reacciones alérgicas graves. Al ser conscientes de estos riesgos, los auxiliares sanitarios pueden tomar precauciones adicionales y mantenerse alerta.

- **Preparar el equipo de emergencia**: cuando un paciente presenta un alto riesgo de complicaciones, es esencial que el equipo de emergencia (oxígeno, desfibrilador, compresas hemostáticas) esté listo para su uso inmediato. Esta anticipación reduce el tiempo de respuesta en caso de necesidad.

- **Comunicación de crisis**
  - ◦ Adaptar la comunicación con pacientes ansiosos o angustiados

Adaptar **la comunicación con pacientes ansiosos o angustiados** es una habilidad fundamental para los asistentes sanitarios, ya que la ansiedad y la angustia son estados emocionales comunes, especialmente en el contexto de la atención médica. Ante una enfermedad, una operación inminente o un entorno hospitalario que suele percibirse como estresante, muchos pacientes experimentan sentimientos de preocupación, miedo o incluso pánico. En esos momentos, una comunicación atenta, adecuada y empática puede marcar una gran diferencia, ayudando a tranquilizar a los pacientes, disipar sus temores y establecer un clima de confianza propicio para su atención. Como cuidador, usted tiene la responsabilidad de reconocer estos estados emocionales y ajustar su discurso y actitud en consecuencia.

# 1. Comprender la ansiedad y la angustia del paciente

**La ansiedad** y la **angustia** son respuestas emocionales naturales ante situaciones percibidas como amenazantes, inciertas o dolorosas. Estos estados son frecuentes entre los pacientes hospitalizados o atendidos, y pueden tener diversas causas: miedo a la enfermedad, incertidumbre sobre el pronóstico, dolor, aislamiento o desconocimiento de los próximos procedimientos médicos. Comprender estas causas permite al cuidador ajustar adecuadamente su comunicación y responder mejor a las necesidades del paciente.

### 1.1 Signos de ansiedad y angustia

La ansiedad y la angustia se manifiestan mediante **signos físicos y de comportamiento** que los auxiliares de cuidados deben ser capaces de reconocer para adaptar su intervención. Estos signos incluyen :

- **Agitación física**: Un paciente ansioso puede moverse incontroladamente, retorcerse las manos o tener movimientos nerviosos como temblores.

- **Taquicardia e hiperventilación**: los pacientes ansiosos suelen respirar más deprisa y su corazón late más rápido. Hay que vigilar de cerca estos signos fisiológicos, ya que pueden empeorar el estado general del paciente.

- **Silencio o comunicación excesiva**: Algunos pacientes ansiosos pueden volverse muy callados y retraídos, mientras que otros pueden hablar excesivamente, haciendo muchas preguntas o expresando preocupaciones repetidas.

## 1.2 Identificación de las fuentes de ansiedad

El auxiliar de enfermería también debe comprender **el origen de la** ansiedad o angustia del paciente, para poder ajustar mejor su discurso. Las causas pueden ser variadas:

- **Miedo a lo desconocido**: La falta de información sobre el estado de salud de un paciente o sobre un procedimiento próximo puede ser una fuente importante de ansiedad. Los pacientes no saben qué esperar, lo que amplifica su ansiedad.

- **Dolor o malestar** físico: El dolor no aliviado o mal controlado es una causa frecuente de angustia. Los pacientes que sufren dolor suelen tener dificultades para expresar sus sentimientos de otra forma que no sea a través de una ansiedad palpable.

- **Aislamiento**: La ausencia de apoyo familiar o el alejamiento de los seres queridos pueden agravar el malestar psicológico. Sentirse solo en un entorno médico desconocido aumenta el estrés.

## 2. Adaptar su comunicación para calmar la ansiedad

Una comunicación adecuada es una herramienta poderosa para **tranquilizar a los pacientes ansiosos o angustiados**. Esto implica no sólo elegir cuidadosamente las palabras, sino también adoptar una actitud afectuosa y un comportamiento tranquilizador.

### 2.1 Utilizar un lenguaje claro, sencillo y tranquilizador

Una de las fuentes más comunes de ansiedad es **la falta de información** o el uso de términos médicos complejos. Para aliviar esta ansiedad, es esencial utilizar un lenguaje sencillo y claro, asegurándose de explicar cada etapa de la atención o el tratamiento.

- **Explicar con sencillez**: Cuando un asistente sanitario tiene que intervenir o preparar al paciente para un tratamiento, es importante **explicar lo que va a ocurrir**, utilizando palabras fáciles de entender. Por ejemplo, en lugar de decir "voy a tomarle una muestra de sangre", es mejor decir: "voy a sacarle sangre para analizarla. Tardaré unos segundos y me aseguraré de que sea lo más cómodo posible para ti".

- **Evitar la jerga médica**: Deben evitarse los términos médicos o técnicos, que suelen asustar a los pacientes. Si es necesario utilizar palabras técnicas, el asistente debe explicarlas con sencillez.

- **Repita la información si es necesario**: Un paciente ansioso puede tener dificultades para comprender o retener la información, debido al estrés. Por lo tanto, es importante **repetir** la información esencial **con calma**, sin mostrar impaciencia, hasta que el paciente se sienta más tranquilo.

## 2.2 Adoptar un tono tranquilo y tranquilizador

**El tono de voz** desempeña un papel fundamental en el control de la ansiedad. Un tono suave, tranquilo y comprensivo puede ayudar a calmar al paciente, incluso en una situación de gran angustia.

- **Hable despacio y con suavidad**: en situaciones de ansiedad, los pacientes pueden sentirse abrumados por sus emociones. Hablar despacio y con suavidad ayuda a transmitir una sensación de control y seguridad. Este ritmo más tranquilo también permite al paciente concentrarse en lo que se le dice, sin sentirse apresurado.

- **Adaptar el lenguaje corporal**: además del tono de voz, el **lenguaje no verbal** es igual de importante. Mantener un contacto visual tranquilizador, sentarse cerca del paciente para mostrarle que está disponible y evitar los gestos bruscos contribuyen a crear una atmósfera relajante.

## 2.3 Escuchar activamente al paciente

La escucha activa es esencial para que los pacientes puedan **expresar libremente** sus angustias. Esto demuestra a los pacientes que se les tiene en cuenta y que sus preocupaciones son legítimas.

- **Hacer preguntas abiertas**: Para animar al paciente a hablar, el cuidador puede hacer preguntas abiertas, como "¿Cómo se siente en este momento?" o "¿Hay algo que le preocupe especialmente?". Esto abre el diálogo y ayuda a identificar las fuentes específicas de la ansiedad del paciente.

- **Mostrar empatía**: Los cuidadores deben mostrar empatía reconociendo y validando los sentimientos del paciente. Decir, por ejemplo: "Entiendo que esta situación pueda preocuparte, es completamente normal" ayuda a tranquilizar al paciente mostrándole que no está solo en sus temores.

- **No minimice las emociones**: Es importante no minimizar la ansiedad del paciente diciéndole cosas como "No se preocupe" o "No es nada grave". Aunque la intención sea tranquilizar, estas frases pueden dar la impresión de que no se toman en serio las preocupaciones del paciente. Por el contrario, hay que reconocer sus emociones al tiempo que se ofrecen respuestas tranquilizadoras y constructivas.

# 3. Técnicas específicas para aliviar la angustia

Además de la comunicación verbal y no verbal, existen **técnicas específicas** que el cuidador puede utilizar para ayudar al paciente a relajarse y controlar mejor su ansiedad.

### 3.1 Fomentar la respiración tranquila y profunda

**La respiración** profunda es una técnica sencilla pero eficaz para reducir la ansiedad y ayudar a los pacientes a recuperar la compostura. Al enseñar a los pacientes a controlar su respiración, el auxiliar de enfermería les proporciona una herramienta para aliviar la tensión.

- **Ejercicio de respiración**: El cuidador puede guiar al paciente a través de un ejercicio de respiración pidiéndole que inspire profundamente por la nariz, aguante unos segundos y luego espire lentamente por la boca. Esto ayuda a reducir los síntomas fisiológicos de la ansiedad, como la hiperventilación y la taquicardia.

### 3.2 Proporcionar distracción o apoyo sensorial

Distraer a un paciente ansioso también puede ser un método eficaz para desviar su atención de sus preocupaciones inmediatas.

- **Distracción mediante la conversación**: Hablar con el paciente de temas más ligeros, como su familia, sus aficiones o anécdotas, puede ayudar a desviar su atención de la fuente de su ansiedad. De este modo, el cuidador puede reforzar el vínculo con el paciente a la vez que le tranquiliza.

- **Apoyo sensorial**: Algunos métodos sencillos, como ofrecer una compresa fría en la frente o las manos, o simplemente colocar una mano suavemente sobre el hombro del paciente, pueden ayudar a calmar la ansiedad.

### 3.3 Participación de los pacientes en su asistencia

Otra forma de reducir la ansiedad es dar a los pacientes cierto grado de **autonomía** e implicarlos en el proceso asistencial. Permitir que los pacientes participen en determinadas decisiones o en la realización de pequeñas acciones les permite recuperar la sensación de control, que a menudo se pierde en situaciones de estrés.

- **Dar a los pacientes la posibilidad de elegir**: siempre que sea posible, ofrecer a los pacientes la oportunidad de tomar decisiones sobre su atención (por ejemplo, elegir el momento de la atención o una posición más cómoda) les permite recuperar cierto control sobre su situación.

- **Explicación de las etapas**: Al explicar claramente cada etapa de los cuidados o del tratamiento, el cuidador ayuda al paciente a comprender mejor lo que está ocurriendo y a prepararse mentalmente, lo que reduce la incertidumbre y, por tanto, la ansiedad.

◦ Trabajar en equipo en situaciones de gran tensión

**Trabajar en equipo en situaciones de alto estrés** es un reto habitual en la profesión médica, sobre todo en entornos como los servicios de urgencias, las unidades de cuidados intensivos o los procedimientos médicos complejos. El estrés puede deberse a la gravedad del estado del paciente, a la urgencia de la situación o a la complejidad de la asistencia. En esos momentos, el trabajo en equipo resulta crucial para garantizar una atención rápida, eficaz y coordinada. Cada miembro del equipo no sólo debe rendir bien individualmente, sino también ser capaz de **colaborar eficazmente**, gestionando el estrés al tiempo que mantiene una comunicación fluida y una toma de decisiones rápida.

Como pieza clave de la cadena asistencial, el auxiliar de enfermería debe ser capaz de **contribuir activamente al** buen funcionamiento del equipo, manteniendo al mismo tiempo la compostura. El trabajo en equipo en este contexto se basa en varios aspectos esenciales: la **comunicación**, la **coordinación**, la **gestión emocional** y el **apoyo mutuo** entre los miembros del equipo.

# 1. La comunicación: un elemento clave en situaciones de gran tensión

En situaciones en las que la presión es intensa, es esencial **una comunicación clara, concisa y estructurada**. Los malentendidos o errores de comunicación pueden tener graves consecuencias para la atención al paciente. Por lo tanto, es esencial que todos los miembros del equipo adopten métodos de comunicación eficaces para evitar cualquier confusión.

### 1.1 Comunicación clara y estructurada

La comunicación eficaz empieza por el uso de un lenguaje claro, directo y sin ambigüedades. En situaciones de tensión, es importante evitar frases largas o imprecisas, ya que pueden llevar a confusión o retrasar la acción.

- **Dar instrucciones precisas**: Cuando un miembro del equipo, como una enfermera o un médico, da instrucciones, éstas deben ser **claras y concretas**. Por ejemplo, en lugar de decir "Prepare al paciente", sería más preciso decir "Prepare una infusión con 500 ml de suero fisiológico para el paciente". Así se evitan interpretaciones erróneas y el equipo puede actuar con mayor rapidez.

- **Utilizar la repetición para validar**: en situaciones críticas, es útil que los miembros del equipo **repitan** brevemente las instrucciones que han recibido para asegurarse de que se han entendido claramente. Esto ayuda a evitar malentendidos. Por ejemplo, el auxiliar de cuidados puede confirmar una instrucción diciendo: "Quiere 500 ml de suero fisiológico, ¿es correcto?

### 1.2 Utilizar señales no verbales eficaces

La comunicación no verbal también desempeña un papel importante, sobre todo cuando la situación exige un trabajo rápido y preciso.

- **Gestos y contacto visual**: Los gestos pueden reforzar las instrucciones verbales. Por ejemplo, señalar un equipo o a un paciente puede acompañar a una directiva para aclarar visualmente la información. Además, a veces basta una simple mirada para indicar a un colega que controle un parámetro o prepare un procedimiento técnico.

- **Posicionamiento**: Estar físicamente presente en el lugar adecuado en el momento oportuno es una forma esencial de comunicación no verbal. Por ejemplo, el auxiliar de cuidados debe anticiparse a las necesidades del equipo médico colocándose cerca del equipo de emergencia o de las herramientas necesarias.

## 2. Coordinación: trabajar en sincronía con el equipo

En situaciones de gran tensión, es esencial una buena **coordinación de las acciones**. Cada miembro del equipo debe saber exactamente qué hacer y cuándo intervenir, sin solapamientos ni confusiones. Un equipo bien coordinado funciona como una unidad sincronizada, en la que cada tarea se lleva a cabo sin problemas.

### 2.1 Definición de funciones y responsabilidades

En una situación de crisis, es esencial que cada miembro del equipo conozca y respete su **papel** y **sus responsabilidades**. El reparto de tareas debe estar claro desde el principio.

- **Asignación de funciones específicas**: en caso de emergencia, cada miembro del equipo debe tener una función específica. El asistente puede encargarse de controlar los parámetros vitales del paciente, preparar el equipo necesario o ayudar físicamente a los demás cuidadores. Conocer su papel significa que puede actuar con eficacia sin perder tiempo buscando su lugar en el equipo.

- Anticiparse **a las necesidades del equipo**: Los auxiliares sanitarios deben **anticiparse a** lo que se necesitará para el resto de la operación, ya sea preparar la medicación, instalar los dispositivos médicos o prestar apoyo logístico. Esta anticipación ayuda a agilizar el trabajo del equipo y a evitar retrasos.

### 2.2 Trabajar juntos y ayudarse mutuamente

En situaciones de estrés, **la colaboración** entre los miembros del equipo es esencial. Cada cuidador debe estar atento a las necesidades de los demás y dispuesto a intervenir para ofrecer apoyo o tomar el relevo en caso necesario.

*   **Apoyo mutuo**: en un entorno estresante, pueden producirse errores. Por ello, el equipo debe estar unido y dispuesto a **corregir errores** o ayudar a un compañero en dificultades sin juzgarlo, pero con vistas a una mejor atención al paciente. Por ejemplo, si un cuidador olvida un paso de un protocolo, otro miembro puede recordárselo amablemente o hacerse cargo de la tarea sin crear más tensión.

*   **Mantener una actitud positiva**: Incluso en los momentos críticos, es importante mantener una actitud **constructiva** y **positiva**. Animar a los demás miembros del equipo, mostrar solidaridad y evitar comentarios negativos o críticas en plena acción ayuda a mantener un entorno de trabajo funcional y respetuoso.

## 3. Gestionar las emociones: mantener la calma y la concentración bajo presión

Las situaciones de gran tensión pueden provocar un aumento de la presión emocional, y es esencial que todos los miembros del equipo, incluido el auxiliar sanitario, sepan **gestionar sus emociones** para rendir al máximo. La capacidad de mantener la calma y la concentración reduce el riesgo de error y garantiza una atención más segura al paciente.

## 3.1 Controlar el estrés para actuar mejor

El estrés es una reacción normal en una situación de emergencia, pero debe **canalizarse** para que no interfiera en la eficacia de la respuesta.

- **Respira hondo**: Cuando la situación se vuelve tensa, respirar hondo ayuda a **reducir el estrés inmediato** y a recuperar el control de los pensamientos. Una mente tranquila es esencial para tomar decisiones rápidas y eficaces.

- **Centrarse en la acción**: en lugar de dejarse abrumar por la magnitud de la situación, los auxiliares asistenciales deben centrarse en la tarea que tienen entre manos. Centrarse en acciones concretas **reduce la ansiedad** y mejora el rendimiento.

## 3.2 Gestión del impacto emocional de las emergencias

Algunas situaciones de emergencia pueden tener un **fuerte impacto emocional**, especialmente cuando se trata de pacientes angustiados o situaciones críticas. Al igual que otros miembros del equipo, los auxiliares sanitarios deben ser capaces de reconocer sus propias reacciones emocionales y **gestionarlas** para seguir siendo profesionales y eficaces.

- **Dar un paso atrás después de la operación**: Una vez pasada la emergencia, es importante **tomarse un momento para descomprimirse** y reflexionar sobre lo ocurrido. Esto te permite digerir el estrés que has sentido y hacer balance de lo que ha ido bien y lo que podría mejorarse para la próxima vez.

- **Expresar tus emociones**: Hablar con los compañeros después de una intervención estresante permite expresar las emociones y compartir las dificultades encontradas. El apoyo emocional dentro del equipo es crucial para mantener la cohesión y evitar el agotamiento.

# 4. Apoyo y espíritu de equipo: crear un clima de confianza

En situaciones de gran tensión, **la solidaridad** y el **apoyo mutuo** son valores esenciales que permiten al equipo funcionar eficazmente. Como miembro de pleno derecho del equipo, el auxiliar de enfermería contribuye a crear un **clima de confianza** en el que todos se sienten apoyados y respetados.

### 4.1 Animar y valorar a los miembros del equipo

En una situación de estrés, es importante que los miembros del equipo **se apoyen mutuamente** valorando las habilidades de los demás. Una palabra de ánimo o el reconocimiento por un trabajo bien hecho pueden ayudar a mantener una **dinámica positiva**.

- **Dar las gracias a los compañeros**: Tomarse el tiempo necesario para agradecer a los compañeros su apoyo y trabajo después de un trabajo ayuda a fomentar el espíritu de equipo. Este sencillo gesto contribuye a crear un entorno de trabajo colaborativo y respetuoso.

### 4.2 Aprender juntos después de una crisis

Después de cada situación de gran tensión, es esencial **reflexionar** en equipo sobre el desarrollo de la intervención. Esto no solo mejora las habilidades individuales, sino que también refuerza la cohesión del equipo.

- **Debriefing después de la emergencia**: Organizar un debriefing ayuda a identificar los puntos fuertes y las áreas susceptibles de mejora. También da a cada miembro del equipo la oportunidad de expresar sus sentimientos sobre la intervención y de compartir sugerencias para situaciones similares en el futuro.

# Capítulo 8

# Innovaciones tecnológicas y su impacto en el trabajo de ENT

- **Nuevas tecnologías en ORL**
  - Introducción a los avances tecnológicos: láser, robótica, imágenes 3D

**Los avances tecnológicos** han revolucionado el campo de la medicina, sobre todo en especialidades como la otorrinolaringología. Entre estas innovaciones, el uso **del láser**, la **robótica** y **las imágenes en 3D** han transformado la forma de prestar asistencia, ofreciendo a los médicos nuevas posibilidades de diagnóstico y tratamiento de patologías. Estas tecnologías han mejorado la **precisión de las intervenciones**, reducido **los tiempos de recuperación de** los pacientes y abierto el camino a tratamientos menos invasivos, mejorando al mismo tiempo la comodidad del paciente.

Estos avances tecnológicos no sólo son una ventaja para los otorrinolaringólogos, sino que también están redefiniendo el papel de los cuidadores, incluido el de los auxiliares de enfermería, que deben familiarizarse con estas nuevas tecnologías para ayudar mejor a médicos y pacientes. El dominio de estas herramientas y un conocimiento profundo de sus aplicaciones son, por tanto, esenciales para una asistencia óptima. Exploremos estos avances y su impacto en la práctica médica.

# 1. El uso del láser en ORL: precisión y eficacia

Una de las mayores innovaciones en el tratamiento de las patologías otorrinolaringológicas es el uso del **láser**. El láser es una tecnología que utiliza haces concentrados de luz para **realizar cortes precisos** o **extirpar tejidos**, sin necesidad de recurrir a la cirugía tradicional. En ORL, el láser se utiliza para tratar desde pólipos nasales hasta lesiones cancerosas, pasando por patologías benignas como los papilomas de las cuerdas vocales.

**1.1 Mayor precisión y menor daño**

La principal ventaja del láser es su capacidad para **dirigirse a zonas específicas** con gran precisión, minimizando así el daño al tejido sano circundante. Esto es especialmente útil en zonas delicadas del cuello, la laringe o los senos paranasales, donde incluso un pequeño margen de error puede provocar complicaciones.

- **Tratamiento de pólipos y tumores nasales**: El láser permite extirpar pólipos o tumores nasales de forma más segura y menos invasiva. Permite un corte limpio y limita el riesgo de hemorragia, lo que es beneficioso para el paciente en términos de recuperación postoperatoria.

- **Eliminación de tejido canceroso**: En casos de cáncer de garganta o de cuerdas vocales, el láser puede utilizarse para **destruir las células cancerosas** sin tener que abrir quirúrgicamente la zona afectada, reduciendo así el riesgo de complicaciones y cicatrices.

**1.2 Ventajas para el paciente: menos dolor, recuperación más rápida**

El uso del láser tiene muchas ventajas para los pacientes. Los procedimientos con láser no solo son menos invasivos, sino que suelen causar **menos dolor postoperatorio**, reducen **las hemorragias** y aceleran **la recuperación**.

- **Reducción de las infecciones postoperatorias**: gracias a su capacidad para cauterizar los vasos sanguíneos, el láser también reduce el riesgo de infección tras la operación, ya que deja menos heridas abiertas.

- **Recuperación más rápida**: En operaciones como la amigdalectomía o la cirugía de pólipos nasales, los pacientes tratados con láser suelen poder irse a casa más rápidamente y reincorporarse a sus actividades normales en menos tiempo que tras una intervención convencional.

# 2. Robótica quirúrgica: hacia una cirugía más precisa y menos invasiva

La introducción de **la robótica** en la cirugía ORL ha llevado la precisión quirúrgica a un nuevo nivel. **La cirugía asistida por robot** permite a los cirujanos realizar operaciones complejas con una precisión milimétrica, al tiempo que resulta menos invasiva para el paciente.

### 2.1 Mayor precisión y maniobrabilidad

Los sistemas robóticos como el **Da Vinci** permiten a los cirujanos controlar los instrumentos quirúrgicos con una precisión inigualable. Los cirujanos ya no operan directamente con las manos, sino a través de una consola que controla los brazos robóticos. Esto permite realizar intervenciones complejas en zonas anatómicas de difícil acceso, como la base de la lengua o los senos paranasales.

- **Cirugía de la base del cráneo y de los senos paranasales**: la cirugía ORL implica a menudo operar en espacios muy reducidos. Gracias a la robótica, los cirujanos pueden llegar a zonas profundas con movimientos muy finos y precisos, limitando así los daños colaterales.

- **Reducción de los temblores**: Una de las principales ventajas de la robótica es la eliminación de **los temblores humanos**, algo especialmente importante durante cirugías delicadas que requieren gran estabilidad, como las de las cuerdas vocales o las estructuras de la laringe.

## 2.2 Mayor comodidad para cirujanos y pacientes

La asistencia robótica no sólo beneficia a los cirujanos ofreciéndoles **comodidad ergonómica**, sino también a los pacientes al hacer las operaciones **menos invasivas** y más rápidas.

- **Menos cicatrices**: a diferencia de la cirugía convencional, que a menudo requiere grandes incisiones, la robótica permite realizar operaciones a través de pequeñas incisiones, lo que reduce las cicatrices y favorece una recuperación más rápida.

- **Reducción del tiempo quirúrgico y postoperatorio**: El tiempo de permanencia en el quirófano puede reducirse gracias a la precisión de los robots, lo que también reduce las complicaciones asociadas a la anestesia prolongada. Además, los pacientes operados con asistencia robótica suelen requerir menos tiempo de recuperación debido a la reducción del traumatismo tisular.

# 3. Imágenes en 3D: mejor visualización para un diagnóstico preciso

**Las imágenes en 3D** son otro avance tecnológico que ha mejorado considerablemente la precisión del diagnóstico y la planificación quirúrgica en ORL. A diferencia de las imágenes bidimensionales convencionales, las imágenes en 3D permiten ver las estructuras internas del cuerpo en tres dimensiones, lo que ofrece una imagen más completa y detallada.

### 3.1 Diagnóstico preciso y planificación quirúrgica

Las imágenes en 3D ofrecen a los médicos una mejor comprensión de **las estructuras anatómicas** y les permiten detectar anomalías que podrían ser difíciles de identificar con radiografías o ecografías convencionales.

235

- **Reconstrucción anatómica precisa**: en ORL, las imágenes en 3D son especialmente útiles para **planificar la cirugía de los senos paranasales**, ya que permiten a los cirujanos visualizar con precisión las cavidades sinusales y cualquier malformación. Esto les permite anticiparse a las dificultades y planificar las incisiones de forma óptima.

- **Mejor evaluación de los tumores**: en el caso del cáncer, las imágenes en 3D permiten evaluar mejor el tamaño, la forma y la localización exacta de los tumores. Esto ayuda a planificar una operación más específica, reduciendo el riesgo de afectar a tejidos sanos y mejorando el pronóstico postoperatorio.

### 3.2 Formación y simulación quirúrgica

Las imágenes en 3D no sólo se utilizan para el diagnóstico, sino que también son una potente herramienta para la **formación de los profesionales sanitarios**. Gracias a las simulaciones basadas en imágenes tridimensionales, los médicos pueden practicar operaciones complejas antes de trabajar con pacientes reales.

- **Simulaciones preoperatorias**: antes de la cirugía, los cirujanos pueden utilizar modelos 3D para **simular la operación** y planificar sus acciones con precisión. Esto resulta especialmente útil en cirugías difíciles, como las que afectan a tumores de la base del cráneo o a anomalías vasculares complejas.

## 4. Impacto en el papel del asistente

Estos avances tecnológicos en ORL también están cambiando el papel del **auxiliar de enfermería**. Aunque las tareas esenciales del auxiliar de enfermería, como el apoyo a los pacientes y la asistencia a los médicos, siguen siendo el núcleo de su trabajo, estas tecnologías requieren **una formación** y una **adaptación continuas** para apoyar eficazmente las nuevas prácticas médicas.

- **Conocimiento de los equipos**: los auxiliares sanitarios deben estar familiarizados con las nuevas herramientas que se utilizan en los quirófanos, como el láser y los robots quirúrgicos, para poder ayudar a los médicos en la preparación de las operaciones y el uso de estos dispositivos.

- **Apoyar a los pacientes**: Con la introducción de tecnologías como la robótica y las imágenes en 3D, los asistentes sanitarios deben ser capaces de **tranquilizar e informar a** los pacientes sobre estos métodos, que a menudo se perciben como impresionantes o aterradores.

  ○ El impacto de estas tecnologías en la atención al paciente y en el trabajo de los auxiliares sanitarios

**Los avances tecnológicos**, como el láser, la robótica y las imágenes en 3D, han cambiado profundamente la forma de prestar asistencia en muchas especialidades médicas, sobre todo en ORL (otorrinolaringología). Estas tecnologías han tenido un **impacto significativo en la atención al paciente**, mejorando tanto la precisión de las operaciones como la comodidad del paciente, así como en el trabajo diario de los profesionales sanitarios, incluidos los auxiliares asistenciales. Éstos deben adaptarse a estas innovaciones si quieren seguir desempeñando un papel clave en el proceso asistencial. Las nuevas tecnologías aportan grandes beneficios a los pacientes y cambios significativos en las prácticas profesionales.

# 1. Mejora de la atención al paciente: mayor comodidad, menos riesgos

Tecnologías como el láser, la robótica y las imágenes en 3D han cambiado radicalmente la forma de prestar asistencia, ofreciendo

**un tratamiento más preciso, más rápido y menos invasivo**. Estas innovaciones reducen los riesgos para los pacientes, mejoran su comodidad y acortan su periodo de recuperación.

## 1.1 Intervenciones más precisas y menos invasivas

Una de las principales ventajas de estas tecnologías es que permiten intervenciones mucho más precisas. Mediante sistemas como el láser o la robótica, los médicos pueden ahora tratar zonas muy concretas sin dañar el tejido circundante.

- **Reducción de las cicatrices y el dolor**: las técnicas asistidas por robot y láser permiten realizar la cirugía con incisiones más pequeñas, o incluso sin incisiones en algunos casos, lo que reduce las cicatrices postoperatorias y minimiza el dolor que sienten los pacientes tras la operación.

- **Menos hemorragias y menos complicaciones**: El láser, por ejemplo, tiene la capacidad de cauterizar el tejido mientras lo incide, lo que reduce significativamente las hemorragias durante y después de la operación. Esto limita las complicaciones postoperatorias, como infecciones o hemorragias, y contribuye a una cicatrización más rápida.

- **Diagnóstico y tratamiento más rápidos**: gracias a las imágenes tridimensionales, los médicos pueden realizar diagnósticos más precisos y rápidos, evitando procedimientos largos e invasivos. Por ejemplo, las imágenes tridimensionales de la cavidad nasal o la garganta permiten localizar mejor un tumor o una malformación y planificar una operación específica.

## 1.2 Reducción del tiempo de recuperación y hospitalización

Las técnicas más precisas y menos invasivas que ofrecen estas tecnologías también tienen el efecto de **reducir**

**significativamente el tiempo de recuperación de** los pacientes, así como su estancia en el hospital. En muchos casos, los pacientes pueden recibir el alta hospitalaria el mismo día o en los días siguientes a la operación, lo que mejora su comodidad general.

- **Recuperación más rápida**: los procedimientos láser y robóticos causan menos traumatismos en los tejidos, lo que permite al organismo curarse más rápidamente. Esto también reduce la necesidad de medicación postoperatoria, en particular analgésicos, y permite a los pacientes volver a sus actividades diarias más rápidamente.

- **Menos estancias hospitalarias prolongadas**: Al reducirse los riesgos de complicaciones postoperatorias gracias a la precisión de los procedimientos y a la visualización en 3D, los pacientes pasan menos tiempo en el hospital. Esta reducción de las estancias hospitalarias beneficia tanto al paciente, que puede recuperarse en casa, como al sistema sanitario, que puede liberar camas más rápidamente.

### 1.3 Mayor comodidad y menor ansiedad

Estas tecnologías no sólo permiten intervenciones más precisas, sino que también ofrecen a los pacientes **una mayor comodidad** durante el tratamiento, reduciendo así su **ansiedad**.

- **Menos dolor percibido**: La reducción de las incisiones y los traumatismos físicos gracias a las técnicas láser y robóticas tiene como consecuencia directa la limitación del dolor que siente el paciente, tanto durante la operación como después. Esto contribuye a que la experiencia quirúrgica sea menos estresante.

- **Apoyo personalizado**: las imágenes en 3D permiten a los cuidadores explicar mejor el estado del paciente y el tratamiento previsto. Poder ver la zona afectada en detalle suele tranquilizar a los pacientes, ya que comprenden mejor lo que se va a hacer. Esto reduce la incertidumbre y la ansiedad asociadas a la operación.

## 2. Repercusiones en el trabajo de los auxiliares de cuidados: nuevas competencias que deben adquirirse.

Aunque es innegable que estas tecnologías están mejorando la atención al paciente, también están provocando **cambios significativos** en la forma de trabajar de los profesionales sanitarios, incluidos los auxiliares asistenciales. Su papel está cambiando como resultado de estas innovaciones, y ahora tienen que adaptarse para **ayudar eficazmente al equipo médico** y proporcionar un apoyo óptimo a los pacientes.

### 2.1 Dominio de nuevos equipos y tecnologías

La introducción de tecnologías avanzadas, como la robótica y el láser, exige **una formación continua** de los asistentes sanitarios. Aunque no son responsables del manejo directo de las máquinas, desempeñan un papel esencial en la preparación de los equipos, la asistencia durante los procedimientos y el apoyo al paciente.

- **Conocimiento del instrumental** : Los asistentes sanitarios deben ser capaces de **preparar y comprobar** el equipo necesario para los procedimientos asistidos por robot o láser. Esto incluye tareas como comprobar que las máquinas funcionan correctamente, preparar sábanas o mantas para proteger al paciente y organizar los instrumentos que se utilizarán durante la operación.

- **Acompañamiento del cirujano**: durante la operación, el camillero debe estar preparado para **responder rápidamente** a las necesidades **del** cirujano, ya sea proporcionando equipo adicional o ayudando a

240

reorganizar las herramientas alrededor de la zona que se está operando. La robótica, por ejemplo, suele implicar un entorno de trabajo más técnico, con pantallas de control o sistemas automatizados que el camillero debe comprender.

## 2.2 Un papel ampliado en la supervisión y el seguimiento postoperatorios

Con operaciones menos invasivas y tiempos de recuperación más rápidos, cada vez se recurre más a los auxiliares de enfermería para **la supervisión** y el **seguimiento postoperatorio de los pacientes**.

- **Vigilancia estrecha**: Los pacientes que se someten a cirugía láser o robótica suelen necesitar **menos cuidados postoperatorios**, pero aun así requieren una vigilancia extra para evitar cualquier complicación. El auxiliar de enfermería desempeña un papel fundamental en la vigilancia de las constantes vitales, el control de las hemorragias postoperatorias y el tratamiento del dolor.

- **Preparación de la vuelta a casa**: Como las estancias en el hospital son cada vez más cortas, el auxiliar de enfermería ayuda a preparar a los pacientes para su vuelta a casa, proporcionándoles la **información necesaria** sobre los cuidados que deben recibir en su domicilio (cuidado de heridas, tratamiento del dolor) y asegurándose de que han entendido perfectamente las recomendaciones médicas.

## 2.3 Apoyo psicológico y gestión de las nuevas expectativas de los pacientes

Con las nuevas tecnologías, los pacientes esperan unos cuidados más rápidos, cómodos y menos invasivos, pero esto no reduce su **necesidad de apoyo psicológico**. El auxiliar de enfermería, en contacto directo con el paciente, sigue desempeñando un papel fundamental en la gestión de la ansiedad y la prestación de apoyo.

- **Explicar las tecnologías**: a algunos pacientes puede intimidarles la idea de someterse a una intervención quirúrgica con robot o láser. El asistente sanitario debe ser capaz **de responder a sus preguntas**, explicarles el procedimiento y tranquilizarles sobre la eficacia y seguridad de estas tecnologías.

- **Acompañar al paciente a lo largo de su tratamiento**: la ansiedad asociada a las nuevas tecnologías puede aliviarse con un apoyo atento y personalizado. El asistente sanitario debe estar ahí para escuchar las preocupaciones del paciente, ayudarle a comprender las etapas de su tratamiento y animarle a lo largo de su cuidado.

- **Telemedicina y teleasistencia en ORL**
  - Cómo se integra la telemedicina en el seguimiento de los pacientes de ORL

**La telemedicina** se ha expandido rápidamente en los últimos años, convirtiéndose en un elemento clave de la modernización de la asistencia sanitaria. En ORL (Otorrinolaringología), esta tecnología está cada vez más integrada en la **atención al paciente**, ofreciendo una nueva forma de gestionar las consultas, el diagnóstico y la asistencia. La adopción de la telemedicina en Otorrinolaringología no sólo facilita el acceso a la atención a los pacientes que se encuentran lejos o tienen movilidad reducida, sino que también contribuye a **aligerar la carga de los** hospitales y consultas médicas al ofrecer alternativas eficaces para las consultas de seguimiento o la atención rutinaria.

Este avance ofrece a médicos y cuidadores, incluidos los auxiliares de enfermería, una nueva forma de interactuar con los pacientes, manteniendo al mismo tiempo un alto nivel de atención. La telemedicina permite combinar **las consultas virtuales**, la **monitorización a distancia** y el uso de nuevas herramientas digitales para controlar las constantes vitales,

242

examinar los síntomas o incluso realizar determinadas evaluaciones diagnósticas.

# 1. Consultas a distancia: acceso más fácil a la atención ORL

**La consulta a distancia** es uno de los elementos clave de la telemedicina en ORL. Gracias a las tecnologías de videoconferencia, los pacientes pueden consultar a su especialista desde casa, lo que reduce la necesidad de desplazarse, sobre todo los que viven en zonas rurales o lejos de grandes centros médicos.

### 1.1 Consultas de seguimiento y revisiones postoperatorias

En el campo de la otorrinolaringología, muchas patologías requieren **un seguimiento periódico**, ya sea después de una intervención quirúrgica, para controlar la evolución de enfermedades crónicas o para evaluar la eficacia de un tratamiento. La telemedicina permite realizar algunos de estos controles a distancia, sin que el paciente tenga que desplazarse sistemáticamente.

- **Seguimiento postoperatorio**: tras determinadas operaciones de ORL, como la cirugía de senos paranasales o la amigdalectomía, la telemedicina puede utilizarse para **comprobar el progreso de la cicatrización** o la ausencia de complicaciones (infección, hemorragia). El paciente puede mostrar la herida mediante la cámara de su teléfono móvil u ordenador, y el médico puede evaluar entonces si deben prescribirse más pruebas o tratamientos.

- **Evaluar la eficacia de los tratamientos**: En el caso de afecciones crónicas como alergias, pólipos nasales o problemas respiratorios, las consultas de seguimiento a distancia nos permiten analizar los efectos de los tratamientos, ajustar las dosis si es necesario y responder a las preguntas de los pacientes sobre la evolución de sus síntomas.

## 1.2 Consulta inicial para síntomas leves

La telemedicina también permite **realizar una evaluación inicial de** síntomas benignos antes de plantearse una consulta física. Ciertas afecciones, como las infecciones de oído, la sinusitis o la faringitis, pueden diagnosticarse de antemano mediante intercambios en línea.

- **Observación de los síntomas**: gracias a las cámaras y fotos enviadas por los pacientes, el otorrinolaringólogo puede observar síntomas visibles, como secreción nasal, enrojecimiento de los oídos o inflamación de la garganta. Esto permite realizar un primer diagnóstico y derivar al paciente a una consulta física si es necesario.

- **Triaje a distancia**: la telemedicina es especialmente útil para **priorizar la** atención. Un otorrinolaringólogo puede, por ejemplo, evaluar si es necesaria una consulta de urgencia o si el paciente puede esperar unos días con un tratamiento médico prescrito a distancia.

# 2. Seguimiento de las enfermedades crónicas: vigilancia permanente

Las patologías otorrinolaringológicas crónicas, como **la apnea del sueño**, **las alergias** o los **problemas auditivos**, requieren un seguimiento a largo plazo, a menudo con exámenes periódicos y ajustes del tratamiento. La telemedicina ofrece soluciones innovadoras para el **seguimiento** continuo y personalizado **de estas patologías**, sin necesidad de visitas frecuentes a la consulta.

## 2.1 Control de la apnea del sueño

Los pacientes que **sufren apnea del** sueño necesitan a menudo un aparato de presión positiva continua en las vías respiratorias (CPAP) que les ayude a respirar durante la noche. La telemedicina permite controlar a distancia **la eficacia** de este dispositivo, sin que el paciente tenga que acudir periódicamente al médico para someterse a revisiones.

- **Monitorización remota de datos**: las máquinas CPAP modernas suelen estar equipadas con sensores que registran datos sobre la respiración del paciente, como el número de apneas, la frecuencia cardiaca y la saturación de oxígeno. Estos datos pueden transmitirse directamente al médico a través de sistemas conectados, lo que permite **evaluar en tiempo real** el estado del paciente y ajustar la máquina si es necesario.

- **Consulta en caso de problemas persistentes**: Si hay alguna anomalía en los datos recogidos (por ejemplo, si el paciente sigue teniendo episodios de apnea a pesar de usar la máquina), el médico puede organizar una consulta de telemedicina para discutir los síntomas y ajustar los parámetros de la máquina o prescribir un examen adicional.

## 2.2 Control de las alergias y otros trastornos respiratorios

Las alergias estacionales, la rinitis crónica y otros trastornos respiratorios que afectan a las fosas nasales pueden controlarse a distancia gracias a la telemedicina. Las consultas a distancia permiten vigilar los síntomas, ajustar los tratamientos y dar consejos a los pacientes en tiempo real.

- **Diarios de síntomas**: los pacientes pueden llevar diarios de sus síntomas (como congestión nasal, estornudos o molestias respiratorias) a través de aplicaciones o plataformas de seguimiento en línea. Esta información es accesible para los otorrinolaringólogos, que pueden **ajustar los tratamientos** en función de los ciclos alérgicos o la evolución de los trastornos.

- **Consulta rápida durante las crisis**: en momentos de crisis, como una reacción alérgica grave, los pacientes pueden consultar rápidamente a su médico a través de la telemedicina. Esto permite **reaccionar con rapidez** y modificar el tratamiento para aliviar los síntomas, sin que el paciente tenga que desplazarse inmediatamente al especialista.

# 3. Impacto en el papel del asistente: una nueva forma de apoyo

La integración de la telemedicina en la atención ORL también está cambiando la forma en que los auxiliares asistenciales interactúan con los pacientes y los médicos. Su papel está evolucionando para incluir **asistencia técnica** y **apoyo a distancia**, sin dejar de ofrecer apoyo físico y psicológico a los pacientes.

## 3.1 Asistencia técnica en el uso de herramientas de telemedicina

Los pacientes, sobre todo los mayores o los que no están familiarizados con las nuevas tecnologías, pueden necesitar ayuda para utilizar las **herramientas digitales** necesarias para la telemedicina. Los asistentes sanitarios pueden desempeñar un papel clave para ayudar a estos pacientes a prepararse para las consultas a distancia.

- **Ayudar a los pacientes a conectarse**: el asistente sanitario puede explicar cómo utilizar un ordenador o un smartphone para una consulta en línea, ayudando a los pacientes a conectarse a la plataforma de telemedicina, activar su cámara o enviar documentos.

- **Comprobación de dispositivos médicos**: Como parte de la monitorización a distancia de patologías crónicas como la apnea del sueño, el asistente sanitario también puede comprobar que los dispositivos de monitorización están correctamente instalados y funcionan correctamente. Por ejemplo, puede ayudar a ajustar la mascarilla CPAP del paciente o comprobar que los sensores de monitorización funcionan correctamente.

### 3.2 Ayudar a los pacientes a controlar sus síntomas en casa

Con el auge de la telemedicina, el seguimiento de los síntomas y la aplicación de cuidados a domicilio se están convirtiendo en una parte aún más importante de la asistencia. Las enfermeras actúan **como mediadoras** entre el paciente y el médico, proporcionando un vínculo constante y ayudando a cumplir el tratamiento.

- **Recogida de datos**: El cuidador puede ayudar a los pacientes a registrar y comunicar regularmente sus síntomas, como cambios en la audición, dificultades respiratorias o dolor nasal. Esta información se transmite al médico para un seguimiento rápido y preciso.

- **Apoyo moral y educativo**: El auxiliar de enfermería, en contacto directo con los pacientes, también puede **tranquilizarlos** sobre el uso de la telemedicina, explicarles cómo funciona y ayudarles a entender las instrucciones del médico. Este apoyo es esencial para los pacientes que a veces se sienten angustiados por la distancia que les separa de su médico.

    ○ El papel del asistente sanitario en la teleconsulta y la teleasistencia

Con el auge de la **telemedicina**, el papel del auxiliar de enfermería se ha ampliado y se está adaptando a las nuevas prácticas de **teleconsulta** y **teleasistencia**. Como profesional sanitario local, el auxiliar de enfermería desempeña un papel esencial en la atención al paciente, incluso a distancia. Sus funciones ya no se limitan a los cuidados físicos en los hospitales o a domicilio, sino que ahora incluyen la **asistencia técnica** y el **apoyo humano y psicológico** en las consultas virtuales y los cuidados prestados a través de las tecnologías de la comunicación. Esta nueva faceta de la profesión contribuye a mantener una calidad asistencial constante, al tiempo que ofrece apoyo y un vínculo directo entre el paciente y el equipo médico.

La teleasistencia y la teleconsulta permiten ampliar las posibilidades de seguimiento médico, garantizar **la continuidad de los cuidados**, incluso a distancia, y dar una respuesta rápida y adecuada a necesidades sanitarias específicas. En este contexto, el auxiliar de enfermería desempeña un papel clave, en términos de **preparación técnica**, **apoyo al paciente** y **coordinación con el equipo médico**.

# 1. Preparación y apoyo técnico al paciente

La teleconsulta se basa en el uso de herramientas digitales (ordenadores, teléfonos inteligentes, tabletas) y plataformas de comunicación, que a veces resultan complejas de manejar para los pacientes, especialmente para aquellos que no se sienten cómodos con la tecnología. El auxiliar de enfermería interviene aquí para **facilitar el acceso** y asegurarse de que los pacientes están preparados para participar en su consulta a distancia o recibir atención virtual.

### 1.1 Instalación de dispositivos tecnológicos

Una de las primeras funciones del auxiliar de enfermería es **preparar el equipo técnico** necesario para la consulta a distancia.

Para los pacientes a domicilio o en instituciones asistenciales, el auxiliar de enfermería actúa como interfaz, asegurándose de que todo esté en su sitio para una comunicación fluida con el médico o el profesional sanitario.

- **Comprobación del equipo**: El asistente debe asegurarse de que los dispositivos (ordenador, tableta o teléfono) están correctamente instalados, de que las conexiones a Internet son estables y de que las cámaras y los micrófonos funcionan correctamente. Así se evitarán interrupciones técnicas que puedan afectar a la calidad de la teleconsulta.

- **Ayuda para utilizar las herramientas**: algunos pacientes, sobre todo los mayores, pueden tener dificultades para navegar por las plataformas digitales. El cuidador puede ayudarles mostrándoles cómo conectarse a la consulta, ayudándoles a abrir la sesión de vídeo y explicándoles cómo interactuar con el médico a distancia. Así se garantiza que la teleconsulta se desarrolle en las mejores condiciones posibles.

### 1.2 Soporte para dispositivos médicos conectados

Como parte de la teleasistencia, algunos pacientes necesitan utilizar **dispositivos médicos conectados** para transmitir información a su médico, como tensiómetros, medidores de glucosa u oxímetros. El asistente sanitario ayuda al paciente a **configurar** y **utilizar** estos dispositivos para garantizar una monitorización a distancia eficaz.

- **Comprobación de los datos transmitidos**: El auxiliar de enfermería se asegura de que los dispositivos funcionan correctamente, de que los datos recogidos (tensión arterial, glucemia, saturación de oxígeno, etc.) son exactos y se transmiten al médico. También pueden intervenir para ajustar el dispositivo si es necesario y volver a explicar su uso al paciente.

- **Seguimiento de los resultados**: al comprobar periódicamente los datos recogidos por estos dispositivos, el asistente sanitario puede alertar al médico de cualquier variación anormal o resultado preocupante. Esta vigilancia permite reaccionar rápidamente, incluso a distancia, para ajustar un tratamiento o planificar una intervención médica.

## 2. Apoyo humano y psicológico

Más allá del aspecto técnico, una de las funciones esenciales del asistente sanitario en la teleconsulta y la teleasistencia es proporcionar **apoyo humano** y mantener el vínculo entre el paciente y el sistema sanitario. La **proximidad emocional** que el asistente establece con el paciente es esencial para combatir el aislamiento que puede provocar la distancia física, sobre todo en el contexto de la telemedicina.

### 2.1 Tranquilizar y calmar los miedos

Para muchos pacientes, **la telemedicina** puede ser una fuente de estrés o ansiedad, debido al carácter impersonal de la pantalla, o al temor de que su estado de salud no se tenga debidamente en cuenta a distancia. El papel del auxiliar de enfermería **como contacto local** puede ser clave para disipar estas preocupaciones y **crear un entorno tranquilizador**.

- **Establecer confianza**: Al estar presente durante la teleconsulta, el asistente sanitario puede explicar la consulta al paciente, asegurarle que el médico es capaz de evaluar correctamente su estado de salud, incluso a distancia, y animarle a hacer preguntas. Se asegura de que el paciente se sienta seguro y entienda las instrucciones del médico.

- **Acompañamiento de pacientes ansiosos**: Algunos pacientes pueden mostrarse más reticentes o ansiosos ante el uso de la tecnología o la falta de contacto físico con el médico. Al proporcionar una presencia amable y empática, el asistente sanitario puede ayudar a **reducir esta ansiedad** explicando con calma el proceso y permaneciendo disponible para responder a cualquier pregunta a lo largo de la consulta.

### 2.2 Mantener el vínculo humano en la teleasistencia

A pesar de la distancia, el cuidador se asegura de que el paciente siga sintiéndose **escuchado** y **atendido**. Incluso a través de una pantalla, los pacientes necesitan sentir que no están solos ante su enfermedad, y que su atención sigue siendo personal y atenta.

- **Crear un entorno cálido**: El asistente sanitario puede ayudar a crear un entorno más humano durante la consulta virtual, asegurándose de que el entorno del paciente sea cómodo y adecuado. Por ejemplo, puede situar al paciente en una habitación tranquila, ayudarle a colocarse cómodamente y prepararle para la consulta.

- **Fomentar la interacción**: Al favorecer los intercambios entre el paciente y el profesional sanitario, el asistente sanitario facilita **una comunicación fluida** y garantiza que el paciente se sienta plenamente implicado en su atención. También puede ayudar a reformular o aclarar las instrucciones si el paciente no entiende del todo las explicaciones dadas.

## 3. Coordinación con el equipo médico y atención de seguimiento

Como **eslabón intermediario** entre el paciente y el equipo médico, el auxiliar de enfermería desempeña un papel crucial en la **coordinación de la** teleasistencia. Participan en la transmisión de la información, la aplicación de los cuidados prescritos tras una teleconsulta y la garantía de que el paciente sigue correctamente las recomendaciones del médico.

## 3.1 Transmisión de las principales observaciones e informaciones

Gracias a su contacto directo con el paciente, los asistentes sanitarios pueden **detectar** a menudo **signos clínicos** o cambios en el estado del paciente que no siempre pueden identificarse únicamente mediante teleconsulta. Su función es transmitir estas **observaciones esenciales** al médico para afinar el diagnóstico o ajustar el tratamiento.

- **Complementar la información**: Durante la teleconsulta, el cuidador puede señalar al médico elementos importantes, como una variación del apetito, un cambio en el estado de ánimo o signos discretos de agravamiento (fatiga, confusión), que pueden no haber sido comunicados por el propio paciente.

## 3.2 Garantizar el seguimiento de las prescripciones

Al final de una teleconsulta, el asistente sanitario ayuda al paciente a entender perfectamente las **prescripciones médicas** y las recomendaciones del médico. Se asegura de que los tratamientos se sigan rigurosamente y de que se presten los cuidados necesarios.

- **Ejecución de los** cuidados: si hay que llevar a cabo cuidados específicos en casa (como vendajes, inyecciones o toma de medicamentos), el auxiliar de cuidados desempeña un papel activo ayudando al paciente a administrar estos cuidados o realizando los procedimientos de su competencia. Vela por que se respeten las prescripciones y por que el paciente comprenda su importancia.

- **Inteligencia artificial y dispositivos médicos conectados**
  - ◦ Herramientas de IA para diagnosticar patologías otorrinolaringológicas

**Las herramientas de inteligencia artificial (IA)** desempeñan un papel cada vez más importante en el ámbito médico, y la otorrinolaringología (ORL) no es una excepción a esta revolución tecnológica. En ORL, los avances en IA están permitiendo **diagnosticar** y **monitorizar** mejor determinadas patologías, mejorar la precisión de las intervenciones y aligerar la carga de trabajo de los profesionales sanitarios. Estas herramientas tienen la capacidad de analizar rápidamente grandes cantidades de datos médicos, imágenes o resultados de pruebas, con el fin de **detectar anomalías**, **predecir complicaciones** y **apoyar las decisiones clínicas**. Esto ayuda a los médicos a realizar diagnósticos más rápidos y precisos, reduciendo al mismo tiempo el riesgo de error.

La integración de la IA en la ORL también ofrece perspectivas prometedoras para la **medicina preventiva**, el **seguimiento de los pacientes** y el **tratamiento personalizado**, al tiempo que garantiza que los pacientes se beneficien de los mejores enfoques diagnósticos posibles. Exploremos las principales herramientas de IA utilizadas en ORL para diagnosticar y tratar patologías.

# 1. Análisis automatizado de imágenes médicas

Una de las áreas en las que la IA es especialmente eficaz en ORL es el análisis de **imágenes médicas** procedentes de imágenes 3D, escáneres, resonancias magnéticas y endoscopias. Los algoritmos de IA, en particular los basados en el aprendizaje automático y el **aprendizaje profundo**, son capaces de detectar **anomalías** o lesiones que a veces son invisibles para el ojo humano o difíciles de interpretar.

## 1.1 Detección de tumores y cánceres ORL

Los cánceres otorrinolaringológicos, como los de garganta, laringe o senos paranasales, requieren un diagnóstico precoz y preciso para ofrecer las mejores posibilidades de curación. La IA puede analizar imágenes radiológicas o escáneres y **detectar tumores** en sus fases más tempranas, incluso antes de que sean visibles durante los exámenes convencionales.

- **Reconocimiento de lesiones cancerosas**: los algoritmos de IA son capaces de comparar millones de imágenes de tumores para identificar anomalías sospechosas y sugerir un diagnóstico de cáncer. Esta capacidad de análisis rápido permite a los médicos tomar decisiones informadas con mayor antelación, lo que resulta crucial en los cánceres de ORL.

- **Mayor precisión diagnóstica**: al combinar las imágenes 3D y la IA, los médicos no solo pueden identificar tumores, sino también **cartografiar** mejor su tamaño, ubicación exacta y grado de invasión de los tejidos circundantes. Esto mejora la precisión del diagnóstico y ayuda a planificar tratamientos más específicos.

## 1.2 Endoscopia asistida por IA

Las endoscopias se utilizan con frecuencia en ORL para visualizar las vías respiratorias, los senos paranasales o la laringe. Sin embargo, estos exámenes pueden ser largos y requieren una atención meticulosa por parte del médico. La IA, mediante el análisis de las imágenes captadas en tiempo real, puede ayudar al médico a detectar **pólipos, lesiones benignas u** otras anomalías.

- **IA en tiempo real**: algunas herramientas de IA son capaces de analizar imágenes captadas por un endoscopio en tiempo real, señalando áreas de interés para un examen más detallado. Esto reduce el riesgo de pasar por alto una pequeña anomalía y aumenta la precisión del diagnóstico.

- **Identificación de patologías**: Los sistemas de IA pueden reconocer patologías específicas, como pólipos nasales, nódulos en las cuerdas vocales o signos de infección, y ofrecer sugerencias de diagnóstico basadas en una gran base de datos de imágenes similares.

# 2. Análisis de los datos acústicos y audiométricos

En ORL, la evaluación de los trastornos auditivos y de la voz es esencial. La IA añade aquí una nueva dimensión al analizar **los datos acústicos** y audiométricos para detectar con mayor precisión los trastornos auditivos o las patologías de la voz.

## 2.1 Detección de problemas auditivos con IA

Los problemas auditivos, como la sordera parcial o los acúfenos, pueden ser difíciles de diagnosticar, sobre todo en las primeras fases. Las herramientas de IA, combinadas con dispositivos de audiometría conectados, permiten analizar con mayor precisión las respuestas auditivas de los pacientes y **detectar los primeros signos de** deterioro de la audición.

- **Audiometría asistida por IA**: los sistemas basados en IA pueden analizar los resultados de las pruebas audiométricas y compararlos con bases de datos de pacientes con patologías similares. Esto permite realizar diagnósticos con mayor rapidez y adaptar mejor los tratamientos, como la adaptación de audífonos.

- **Seguimiento personalizado de la pérdida auditiva**: mediante el seguimiento de los resultados de las pruebas audiométricas periódicas, la IA puede identificar **tendencias de pérdida auditiva** y alertar al médico cuando sea necesario intervenir, ya sea mediante ajustes de audífonos o intervención médica.

## 2.2 Análisis de la voz y trastornos vocales

El análisis mediante IA de **los datos vocales** puede utilizarse para evaluar patologías que afectan a las cuerdas vocales, como nódulos o parálisis de las cuerdas vocales. Mediante sofisticados algoritmos, la IA puede detectar **anomalías en las frecuencias vocales** o cambios sutiles en la voz que podrían pasar desapercibidos durante un examen convencional.

- **Diagnóstico de trastornos de la voz**: la IA puede analizar las grabaciones de voz de un paciente y detectar irregularidades que indicarían la presencia de nódulos, pólipos o disfonía. Esto es especialmente útil para pacientes cuya voz es una herramienta de trabajo, como profesores o cantantes.

- **Seguimiento de pacientes**: Los pacientes con trastornos de la voz pueden beneficiarse de un seguimiento a largo plazo a través de aplicaciones de análisis de voz basadas en IA, que pueden controlar el progreso de su enfermedad y ajustar las terapias en función de los resultados.

# 3. Algoritmos predictivos para la gestión de enfermedades crónicas

Otro campo de aplicación de la IA en ORL es el uso de **algoritmos predictivos** para ayudar a gestionar **patologías crónicas**, como alergias, apnea del sueño o sinusitis crónica. Analizando los datos médicos de un paciente, la IA puede anticipar **la progresión de** la enfermedad y **las posibles complicaciones**, y sugerir los tratamientos adecuados.

### 3.1 Control de la apnea del sueño

La apnea del sueño es una afección frecuente que requiere un seguimiento periódico, sobre todo en pacientes que utilizan máquinas de presión positiva continua en las vías respiratorias (CPAP). Los algoritmos de IA pueden analizar los datos de estas máquinas e identificar tendencias anómalas, como un aumento del número de apneas o una saturación de oxígeno insuficiente.

- **Predicción de episodios** de apnea: la IA puede detectar **factores de riesgo** que aumentan la probabilidad de un episodio de apnea y alertar al médico con antelación, quien puede ajustar los parámetros de la máquina o sugerir soluciones alternativas, como la cirugía.

- **Adaptación del tratamiento**: a partir de los datos recogidos por los dispositivos conectados, la IA puede proponer ajustes personalizados del tratamiento, garantizando que se adapte mejor a las necesidades específicas de cada paciente.

## 3.2 Seguimiento de pacientes alérgicos

Los pacientes que padecen alergias respiratorias o asma vinculada a patologías otorrinolaringológicas pueden beneficiarse de un seguimiento predictivo gracias a la IA. Mediante el análisis de **los datos ambientales** (como los niveles de polen o la calidad del aire) y los **síntomas notificados** por los pacientes, la IA puede anticipar los periodos de crisis alérgica.

- **Prevención de crisis**: la IA puede enviar notificaciones a los pacientes antes de que se produzcan picos de alérgenos en el aire, advirtiéndoles de la inminencia de una crisis alérgica y aconsejándoles ajustes en el tratamiento para prevenir síntomas graves.

- **Tratamiento personalizado**: Al analizar la respuesta de un paciente a un tratamiento específico durante varios meses, la IA puede sugerir cambios en la dosis o el uso de medicamentos alternativos para optimizar el tratamiento de la alergia.

  ○ Asistencia para cuidadores gracias a dispositivos conectados (monitorización remota, audífonos inteligentes)

La llegada de los **dispositivos conectados** ha transformado muchos aspectos de la atención médica, también en el campo de la **otorrinolaringología** (ORL). Estas innovaciones tecnológicas ofrecen a los cuidadores nuevas oportunidades para mejorar la calidad de la atención y el apoyo a los pacientes, al tiempo que hacen que los procesos sean más eficientes. Para los **asistentes sanitarios**, estas herramientas conectadas desempeñan un papel cada vez más central, ya que facilitan **la monitorización remota** de los pacientes, optimizan el uso de dispositivos como **los audífonos inteligentes** y permiten un seguimiento más personalizado y receptivo.

Gracias a estas tecnologías, los asistentes asistenciales pueden ahora monitorizar a los pacientes a distancia, intervenir más rápidamente en caso de problema y desempeñar un papel activo en el ajuste de los dispositivos médicos inteligentes a las necesidades específicas de los pacientes. Estas innovaciones están redefiniendo el papel del cuidador, que no sólo debe proporcionar cuidados directos, sino también adaptarse a las nuevas tecnologías para **anticipar** y **prevenir** complicaciones, garantizando al mismo tiempo una calidad de vida óptima a los pacientes.

# 1. Vigilancia a distancia mediante dispositivos conectados

**La monitorización a distancia** es uno de los principales avances que ofrecen los dispositivos conectados. En ORL, estas tecnologías permiten controlar en tiempo real parámetros esenciales, como la respiración, la saturación de oxígeno, la frecuencia cardíaca y el uso de aparatos respiratorios para pacientes que sufren apnea del sueño. Los asistentes asistenciales, aunque no son responsables del diagnóstico, desempeñan un papel crucial a la hora de mantener **alerta a** los pacientes a diario y de **transmitir información importante** al personal médico.

## 1.1 Monitorización de pacientes con apnea del sueño

Los pacientes que **sufren apnea del** sueño suelen utilizar máquinas de presión **positiva continua en las vías respiratorias** (CPAP) para ayudarles a respirar por la noche. Estos dispositivos, conectados a sistemas digitales, recogen constantemente **datos respiratorios** (como el número de apneas, la calidad del sueño y la saturación de oxígeno) y permiten una monitorización continua, incluso a distancia.

- **Control proactivo**: el cuidador puede acceder a estos datos en tiempo real o diferido y alertar rápidamente al equipo médico de cualquier anomalía. Por ejemplo, si los datos indican que el paciente experimenta un aumento repentino del número de apneas o un descenso de la oxigenación sanguínea, el cuidador puede reaccionar **informando del problema** y tomando las medidas necesarias, como ajustar la mascarilla del dispositivo o comprobar la instalación del equipo.

- **Apoyo a los pacientes en casa**: Para los pacientes que utilizan estos dispositivos en casa, el asistente sanitario puede desempeñar un papel **de apoyo técnico**, asegurándose de que el dispositivo está correctamente instalado y de que el paciente entiende cómo utilizarlo. En caso de avería o problema técnico, el cuidador puede intervenir para comprobar que el dispositivo funciona correctamente, lo que supone una ayuda inestimable para los pacientes que a menudo se sienten incómodos con la tecnología.

## 1.2 Seguimiento de los pacientes postoperados

Para los pacientes operados de ORL, como sinusitis, amígdalas o cuerdas vocales, **la monitorización postoperatoria** es esencial para evitar complicaciones como infecciones o hemorragias. **Los dispositivos de monitorización a distancia** permiten a los cuidadores controlar parámetros clave sin necesidad de que el paciente permanezca en el hospital.

• **Control de los parámetros vitales**: algunos dispositivos conectados permiten controlar a distancia **las constantes vitales** del paciente (temperatura, frecuencia cardíaca, saturación de oxígeno). Estos datos pueden recogerse automáticamente y transmitirse al equipo asistencial, lo que permite al cuidador actuar rápidamente en caso de anomalía, como fiebre persistente o signos de deterioro del estado del paciente.

• **Evaluar el dolor y los signos de infección**: mediante aplicaciones conectadas, los pacientes pueden registrar diariamente sus niveles de dolor o cualquier síntoma preocupante (enrojecimiento, hinchazón, secreción anormal). Esta información es seguida por el asistente sanitario, que puede analizarla para detectar cualquier signo de complicación postoperatoria, de modo **que el médico pueda ser informado rápidamente** para ajustar el tratamiento.

## 2. Audífonos inteligentes: monitorización optimizada para pacientes con deficiencias auditivas

**La inteligencia artificial** y la conectividad también han transformado el campo de **los audífonos**, con la aparición de **los audífonos inteligentes**. Estos modernos dispositivos pueden adaptarse automáticamente a los entornos sonoros y ajustarse a distancia, ofreciendo una mejor calidad de vida a los pacientes que sufren pérdida de audición. Los cuidadores desempeñan un papel fundamental en el apoyo a estos pacientes, ayudándoles **a optimizar el uso de** estos dispositivos y supervisando su eficacia a diario.

## 2.1 Ajuste a distancia de los audífonos

**Los audífonos inteligentes** son capaces de ajustarse automáticamente a las variaciones del entorno sonoro (ruido de fondo, conversaciones, etc.), pero también pueden ser **controlados a distancia** por técnicos en audífonos, a menudo con la ayuda de asistentes.

- **Asistencia técnica**: el cuidador ayuda a los pacientes, sobre todo a los mayores o a los menos familiarizados con la tecnología, a entender cómo utilizar y ajustar sus audífonos. Si es necesario realizar ajustes a distancia, el cuidador puede **facilitar la conexión** entre el paciente y el audioprotesista, asegurándose de que los cambios realizados satisfacen las necesidades específicas del paciente.

- **Gestión de averías**: Si hay algún problema con el audífono, como una mala recepción del sonido o un problema con la pila, el asistente puede ayudar al paciente a identificar el problema y ayudarle a resolverlo, antes de ponerse en contacto con el audioprotesista para que realice un ajuste técnico si es necesario.

## 2.2 Seguimiento y adaptación personalizada de las prótesis

Los audífonos inteligentes pueden recoger **datos auditivos** sobre las condiciones de uso. Esto permite personalizar aún más el dispositivo, adaptándolo automáticamente a los hábitos del paciente. El asistente asistencial ayuda al paciente a supervisar y adaptar estos audífonos.

- **Control del rendimiento**: junto con el audioprotesista, el asistente puede consultar los datos del audífono para asegurarse de que el paciente obtiene un rendimiento auditivo óptimo. Por ejemplo, si el paciente tiene dificultades para entender conversaciones en entornos ruidosos, el cuidador puede comunicar esta información y pedir que **se adapte** el audífono **para** mejorar el rendimiento en estas situaciones concretas.

- **Formación del paciente**: Una parte importante del papel del cuidador es **formar** al paciente en el uso cotidiano de sus prótesis inteligentes. Esto incluye consejos sobre el mantenimiento de los dispositivos, aprender a ajustarlos a través de las aplicaciones conectadas y responder a preguntas prácticas sobre cómo utilizarlos en diferentes contextos (en el trabajo, al aire libre, en reuniones, etc.).

# 3. Un papel clave en el cuidado diario de los pacientes

El uso de **dispositivos conectados** en ORL no se limita a las interacciones técnicas. El auxiliar de enfermería sigue siendo el **eje de la atención humana** y el apoyo diario a los pacientes, tranquilizándoles sobre estas nuevas tecnologías y asegurándose de que entienden cómo utilizarlas eficazmente.

### 3.1 Reducir la ansiedad del paciente ante la tecnología

Una de las principales tareas del asistente asistencial es **reducir la ansiedad** que algunos pacientes pueden sentir ante el uso de dispositivos conectados. Esto puede incluir temores sobre la propia tecnología, pero también preocupaciones sobre la seguridad de los datos o la eficacia de estos dispositivos.

- **Explicar las ventajas**: al explicar las ventajas concretas de estas tecnologías (mejor seguimiento de la salud, ajustes en tiempo real, mayor autonomía), el asistente sanitario ayuda a **desmitificar** estas herramientas y a que los pacientes confíen más en su uso.

## 3.2 Prevención y educación

Los dispositivos conectados pueden ayudar a prevenir ciertas complicaciones, pero los pacientes deben saber cómo utilizarlos correctamente. En este sentido, los asistentes sanitarios tienen un papel **educativo** esencial.

- **Formación continua**: los asistentes asistenciales suelen estar en contacto regular con los pacientes en casa o en instituciones, y pueden **formarles gradualmente** en el uso correcto de los dispositivos. Esto implica explicaciones periódicas, demostraciones prácticas y comprobaciones para asegurarse de que los pacientes siguen las instrucciones y aprovechan al máximo la tecnología.

# Capítulo 9

# Ergonomía y gestión de la seguridad en el trabajo para enfermeros ORL

- **Prevención de los trastornos musculoesqueléticos (TME)**
  - ◦ Posturas adecuadas para los cuidos ORL (cuidados de traqueostomía, cambios de posición del paciente)

Los cuidados **otorrinolaringológicos** requieren una atención especial, no sólo en lo que se refiere a las técnicas médicas, sino también a la **ergonomía** y las **posturas adecuadas** del asistente. La manipulación de los pacientes, la prestación de cuidados específicos como la traqueotomía o los cuidados postoperatorios, y el ajuste de las posturas para garantizar la comodidad y la seguridad del paciente requieren **una preparación física** y movimientos adecuados para minimizar el riesgo de lesiones tanto para el paciente como para el cuidador. En este contexto, adoptar las **posturas adecuadas** durante los cuidados es esencial para garantizar la calidad de las intervenciones, prevenir complicaciones y asegurar la protección física de los profesionales sanitarios.

Los cuidados otorrinolaringológicos, que a menudo afectan a zonas frágiles como la garganta, las vías respiratorias o la región cervical, requieren una manipulación delicada y a menudo repetida. Una postura correcta ayuda a optimizar los cuidados, al tiempo que garantiza un entorno seguro y cómodo tanto para el paciente como para el cuidador.

# 1. Cuidados de traqueotomía: precisión y estabilidad

Los cuidados de **traqueotomía** son frecuentes en ORL y requieren una atención especial debido a la delicadeza de la zona implicada. La traqueotomía consiste en realizar una abertura en la tráquea para insertar una cánula que permita al paciente respirar sin pasar por la vía aérea superior obstruida. Este procedimiento requiere una vigilancia constante y cuidados periódicos para prevenir infecciones, mantener la permeabilidad de las vías respiratorias y garantizar la comodidad del paciente.

## 1.1 Colocación del paciente para el cuidado de la traqueostomía

Durante los cuidados de traqueotomía, como **la limpieza de la cánula** o la **aspiración de secreciones**, es fundamental **colocar al paciente en la posición correcta** para garantizar unos cuidados eficaces y minimizar las molestias. La zona del cuello debe estar despejada y estable, para proporcionar un acceso óptimo a la cánula sin comprimir otras partes de la tráquea o las vías respiratorias.

- **Posición semisentada**: Se recomienda colocar al paciente en posición **semisentada**, con el respaldo inclinado unos 45 grados. Esta postura permite al paciente respirar más fácilmente, sobre todo si tiene problemas respiratorios. El cuello debe estar ligeramente inclinado hacia atrás, lo que libera la zona traqueal y facilita el acceso a la cánula.

- **Apoyo para la cabeza y el cuello**: Para evitar tensiones en el cuello, es aconsejable colocar un **cojín bajo la nuca** o utilizar un cómodo reposacabezas. Esto estabiliza la cabeza del paciente y evita cualquier movimiento involuntario durante el tratamiento, lo cual es crucial para evitar complicaciones al manipular la cánula.

## 1.2 La posición del auxiliar de enfermería para garantizar la seguridad y la eficacia

Para los auxiliares de cuidados, es importante adoptar una **postura ergonómica** para evitar tensiones musculares, sobre todo en la espalda y los hombros, garantizando al mismo tiempo unos cuidados precisos y delicados.

- **Siéntese a la altura del paciente**: Los cuidadores deben sentarse **a la misma altura que el paciente** para evitar torcer el cuerpo. Es preferible sentarse en un taburete regulable en altura, que **ayuda a mantener la columna recta** y a trabajar sin arquear la espalda. La zona a tratar debe ser accesible sin que el cuidador tenga que agacharse excesivamente.

- **Mantenga los hombros relajados**: Durante el tratamiento, es importante **mantener los hombros relajados** y trabajar con movimientos fluidos para evitar tensiones innecesarias. Los brazos deben colocarse de modo que no queden suspendidos durante demasiado tiempo, lo que podría provocar fatiga o dolor muscular.

- **Utilización de ambas manos**: El auxiliar de cuidados debe utilizar ambas manos para manipular suavemente la cánula o los instrumentos de cuidados, asegurándose al mismo tiempo de que los instrumentos necesarios estén al alcance de la mano. Esto ayuda a minimizar los movimientos bruscos o repetitivos que podrían causar dolor en las muñecas o los antebrazos.

## 2. Cambios de posición del paciente: comodidad y seguridad

Es posible que los pacientes ORL, debido a su estado de salud o a los cuidados que reciben, necesiten **cambios de posición** periódicos para evitar molestias, favorecer la circulación sanguínea o facilitar la respiración. Ya sea tras una intervención quirúrgica en el cuello o los senos paranasales, o en caso de apnea del sueño, estos cambios de posición deben realizarse **respetando las buenas prácticas ergonómicas**, con el fin de preservar la integridad física del paciente y proteger al cuidador de lesiones relacionadas con la manipulación.

### 2.1 Colocación de pacientes posquirúrgicos

Después de una operación de ORL, como **una amigdalectomía**, una **operación de senos paranasales** o **una laringectomía**, los pacientes pueden ser especialmente vulnerables. El cambio de posición debe hacerse con cuidado para evitar molestias respiratorias o dolor en las incisiones.

- **Posición semisentada después de la intervención quirúrgica**: Después de una intervención quirúrgica, a menudo se recomienda mantener al paciente en posición semisentada, sobre todo si la operación ha afectado a las vías respiratorias. Esta postura evita **que las secreciones vuelvan a** la garganta y facilita la respiración. El asistente debe comprobar que el respaldo esté correctamente ajustado y que se utilicen cojines para proporcionar un confort óptimo al paciente.

- **Apoyo para la cabeza y el cuello**: Si hay que mover o cambiar de posición al paciente, es esencial **mantener la cabeza y el cuello alineados**, evitando una torsión excesiva. El uso de un cojín cervical puede ayudar a estabilizar estas frágiles zonas.

## 2.2 Posturas del auxiliar de cuidados al manipular pacientes

Los cambios de posición del paciente requieren a menudo un esfuerzo físico por parte del cuidador, que tiene que adoptar **posturas adecuadas** para evitar tensiones en la espalda, los hombros y las articulaciones.

- **Adoptar una posición estable**: Antes de manipular a un paciente, el auxiliar de enfermería debe **colocarse de forma estable**, con los pies ligeramente separados y firmemente anclados al suelo. Esto garantiza una mejor distribución del peso y minimiza el riesgo de perder el equilibrio. Para las manipulaciones más pesadas, es preferible pedir ayuda a otro cuidador.

- **Utilizar las piernas en lugar de la espalda**: Al trasladar a los pacientes o cambiar de posición, es esencial **doblar las rodillas** y utilizar la fuerza de las piernas para levantar o mover al paciente, en lugar de forzar la espalda. El movimiento debe partir de los **muslos**, manteniendo la espalda recta y los abdominales contraídos para evitar lesiones lumbares.

- **Mantener al paciente pegado al cuerpo**: Al levantar o mover al paciente, el cuidador debe mantenerlo siempre **pegado al cuerpo**, para reducir la tensión en la zona lumbar y mejorar el control del movimiento. Si hay que girar o enderezar al paciente, debe hacerse con suavidad, sin movimientos bruscos.

## 2.3 Técnicas de reposicionamiento para aliviar la presión

En el caso de los pacientes confinados en cama durante largos periodos, es importante cambiarles de posición con regularidad para evitar **las úlceras por presión** o **la rigidez muscular**. Estos ajustes deben hacerse con suavidad, respetando la comodidad del paciente.

- **Utilización de sábanas deslizantes**: Para facilitar el cambio de posición de un paciente sin ejercer demasiada presión sobre su cuerpo o el del cuidador, se recomienda utilizar **sábanas deslizantes**. Estas sábanas permiten desplazar lateralmente al paciente o ajustarlo en la cama con menos esfuerzo y sin riesgo de roces o fricciones.

- **Rotación regular**: Los pacientes encamados deben ser rotados cada dos o tres horas para prevenir el desarrollo de úlceras por presión. Al girar, es importante evitar una torsión excesiva del tronco y mantener al paciente en una posición cómoda, con cojines para apoyar el cuerpo.

  ○ Técnicas de transporte y manipulación de pacientes con total seguridad

**Las técnicas de transporte y manipulación de pacientes** desempeñan un papel esencial en los cuidados diarios, sobre todo para los profesionales sanitarios, como los auxiliares asistenciales. Manipular a un paciente de forma segura, ya sea para recolocarlo, trasladarlo o levantarlo, es fundamental para garantizar su bienestar y **proteger la salud** del cuidador. Sin un enfoque ergonómico y los movimientos adecuados, los auxiliares de cuidados corren el riesgo de sufrir lesiones, sobre todo en la espalda, los hombros y las articulaciones, mientras que los pacientes también pueden sentirse incómodos o incluso correr peligro.

En este contexto, la adopción de **técnicas correctas de transporte y manipulación** ayuda a minimizar los riesgos al tiempo que garantiza unos cuidados óptimos. Estas técnicas tienen por objeto proporcionar una asistencia adecuada a los pacientes que tienen dificultades para moverse o cambiar de posición, al tiempo que protegen a los cuidadores de las lesiones relacionadas con el esfuerzo físico repetitivo.

# 1. Principios básicos para un porteo seguro

**La seguridad en** el transporte de pacientes se basa en algunos **principios ergonómicos fundamentales**. Antes de levantar o mover a un paciente, es crucial evaluar la situación, planificar la acción y adoptar una **posición corporal** que proteja la espalda y las articulaciones.

### 1.1 Evaluación de la situación y de la necesidad de asistencia

Antes de manipular a un paciente, es importante evaluar una serie de factores para determinar el método más adecuado para transportarlo o recolocarlo.

- **Evaluar la capacidad del paciente**: Si el paciente tiene movilidad parcial, puede ser posible que participe en el traslado utilizando su propia fuerza. Esto aliviará en parte la presión del cuidador. También es esencial determinar si **la transferencia** implica **un ligero cambio de posición** (en la cama, por ejemplo) o **una transferencia completa** (de la cama a una silla).

- **Anticipar el esfuerzo necesario**: Si el paciente no puede desplazarse por sí mismo, es importante anticipar la carga física del traslado. Si es necesario, solicite la ayuda de otro cuidador o utilice dispositivos mecánicos de elevación para evitar **un esfuerzo excesivo**.

## 1.2 Postura corporal adecuada para los cuidadores

Mantener **una postura correcta** es crucial para evitar lesiones durante la manipulación. Uno de los principios básicos es **mantener la alineación natural de la columna vertebral** y utilizar la fuerza de las piernas en lugar de la de la espalda.

- Doblar las rodillas: Doblar las rodillas permite bajar el centro de gravedad manteniendo la espalda recta. Esto ayuda a proteger las vértebras lumbares evitando doblar la espalda al levantar al paciente. Los músculos de las piernas, más potentes, se encargan del esfuerzo.

- **Mantener al paciente cerca del cuerpo**: Se recomienda **mantener al paciente lo más cerca posible del cuerpo** durante la elevación. Esto reduce el brazo de palanca, minimizando la presión sobre la zona lumbar y proporcionando una mayor estabilidad. Cuanto mayor sea la distancia entre el cuidador y el paciente, mayor será el esfuerzo y mayor el riesgo de lesiones.

- **Pies separados y bien anclados al suelo**: Los pies deben estar **ligeramente separados**, en una posición estable que evite cualquier pérdida de equilibrio durante la transferencia. Al repartir el peso en una zona más amplia, el cuidador está mejor anclado al suelo, lo que mejora su equilibrio y su capacidad para soportar la carga.

## 1.3 Usar las piernas en lugar de la espalda

La mayoría de las lesiones de los cuidadores se producen porque utilizan **la** espalda para levantar a los pacientes. El reflejo

**correcto es movilizar los músculos de las piernas**, que son mucho más fuertes y resistentes a las cargas pesadas.

- **Elevación fluida**: El movimiento de elevación debe ser fluido y suave. Es importante utilizar la fuerza de los muslos y las nalgas para empujar hacia arriba mientras se mantiene la espalda recta y los músculos abdominales contraídos. Esto evita una presión excesiva sobre la columna vertebral.

## 2. Técnicas de transporte adaptadas al contexto

El tipo de transporte o manipulación depende de las circunstancias: ya se trate de **cambiar al** paciente **de posición en la cama, trasladarlo de una silla a la cama** o **levantarlo totalmente**, cada situación requiere técnicas adaptadas para proteger tanto al paciente como al cuidador.

### 2.1 Reposicionamiento de los pacientes en la cama

Cambiar de posición a un paciente encamado es una de las tareas más frecuentes de los auxiliares de cuidados. Es especialmente importante para prevenir las úlceras por presión, favorecer la circulación sanguínea y garantizar la comodidad del paciente. El movimiento debe realizarse **con suavidad**, asegurando al mismo tiempo que el paciente esté protegido de cualquier dolor o molestia.

- **Utilización de sábanas deslizantes** : Para reducir el esfuerzo físico y minimizar la fricción en la piel del paciente, se recomienda el uso de **sábanas deslizantes** o **dispositivos de transferencia**. Estas herramientas permiten reposicionar suavemente al paciente, reduciendo las fuerzas necesarias.

- **Técnica de rotación lateral**: Para mover a un paciente de la posición supina a la lateral, es esencial mantener **la espalda del cuidador recta** y **doblar las rodillas**. El movimiento consiste en girar al paciente, sujetando los hombros y las caderas, mientras se estabiliza la cabeza con una almohada para evitar una torsión excesiva.

## 2.2 Transferencia de la cama a la silla o a la silla de ruedas

Trasladar a un paciente de la cama a una silla o una silla de ruedas es una tarea delicada que requiere una buena técnica de **elevación asistida** para evitar caídas y garantizar la seguridad del paciente. Puede ser necesario el uso de **cinturones de transferencia o dispositivos de elevación**.

- **Utilización de un cinturón de traslado**: cuando se traslada a un paciente con movilidad reducida, se suele utilizar **un cinturón de traslado**. Este cinturón se coloca alrededor de la cintura del paciente y proporciona al cuidador un agarre firme para sujetar al paciente cuando pasa de una posición sentada a otra de pie.

- **Técnicas pivotantes** : Para trasladar a un paciente a una silla, se recomienda utilizar una técnica **pivotante**. Tras ayudar al paciente a ponerse de pie, el cuidador debe asegurarse de que los **pies del paciente están correctamente colocados**, y luego girar haciendo pivotar el cuerpo con las piernas para llevar al paciente hacia la silla, manteniendo un agarre firme.

- **Asegúrese de que la silla de ruedas está bien anclada**: Antes de transferir al paciente a una silla de ruedas, es importante asegurarse de que los frenos están bien puestos para evitar cualquier movimiento accidental de la silla.

## 2.3 Traslado total con grúa

En algunos casos, cuando un paciente está totalmente inmovilizado o no puede realizar ningún esfuerzo físico, se recomienda el uso **de una grúa** para garantizar un traslado seguro.

- **Colocación del arnés**: El arnés debe colocarse correctamente bajo el paciente, asegurándose de **que la cabeza y las extremidades** estén bien **sujetas** durante la transferencia. El cuidador debe asegurarse de que el arnés esté bien ajustado para evitar cualquier vuelco o deslizamiento durante la operación.

- **Elevación lenta y controlada**: La elevación con una grúa de paciente debe ser **lenta y controlada**. Es importante comprobar que el paciente se encuentra cómodo y mantener un contacto verbal constante para garantizar su bienestar durante todo el proceso.

# 3. Tener en cuenta la comodidad y la seguridad del paciente

Al manipular y transportar, es fundamental tener siempre en cuenta la **comodidad** y la **seguridad** del paciente. Cada movimiento debe realizarse con suavidad, respetando las limitaciones físicas del paciente y evitando cualquier dolor o molestia.

### 3.1 Comunicación con el paciente

**La comunicación** es vital a la hora de manipular a los pacientes. Es importante **explicar** de antemano **los pasos del** traslado para que el paciente sepa qué esperar y esté menos ansioso. Esto también significa que se puede pedir al paciente que ayude en la medida de sus posibilidades, lo que facilita el traslado y reduce el esfuerzo necesario.

### 3.2 Prevención del dolor y las lesiones

Las manipulaciones deben realizarse teniendo en cuenta **el estado físico del** paciente. Si el paciente tiene heridas, incisiones quirúrgicas o zonas dolorosas, es esencial adaptar la técnica de transporte para evitar ejercer presión sobre estas zonas sensibles.

- **Seguridad sanitaria y prevención de las infecciones nosocomiales en el sector ORL**
  - Riesgos infecciosos en el servicio de ORL (esterilización del instrumental, cuidados postoperatorios)

**Los riesgos infecciosos** en un servicio de ORL (otorrinolaringología) son una preocupación constante para los equipos sanitarios, debido a las características específicas de esta especialidad, que implica operaciones en zonas anatómicas delicadas como las vías respiratorias, la garganta, la nariz, los oídos y la cavidad oral. Estas zonas suelen estar expuestas a agentes patógenos, lo que aumenta el riesgo de infección postoperatoria o nosocomial. Por lo tanto, **el control riguroso de las infecciones** es una prioridad, tanto durante la cirugía como durante los cuidados postoperatorios, y se basa en gran medida en prácticas estrictas de **esterilización** e **higiene del instrumental**.

La gestión de los riesgos infecciosos en ORL engloba varios aspectos: la asepsia en el quirófano, la manipulación y esterilización del instrumental y los cuidados continuos del paciente tras la intervención. Todos los profesionales sanitarios, incluidos los auxiliares de enfermería, deben prestar especial atención en cada fase de la asistencia para prevenir infecciones que podrían tener graves consecuencias para el paciente.

# 1. Riesgos infecciosos específicos en ORL

Las operaciones y los cuidados de ORL afectan a zonas del cuerpo en las que **los microorganismos** están presentes de forma natural, como la cavidad nasal, la boca y la garganta. Debido a esta exposición constante a bacterias, virus y hongos, los pacientes operados o tratados en un servicio de ORL corren un mayor riesgo de infección, sobre todo de las **vías respiratorias** y **las mucosas**.

## 1.1 Infecciones postoperatorias

Las intervenciones quirúrgicas de ORL, como **las amigdalectomías**, la **cirugía de los senos paranasales** o **las laringectomías**, crean aberturas en los tejidos que pueden servir de puntos de entrada para las infecciones. Tras la cirugía, pueden producirse **infecciones de las heridas** si no se siguen medidas asépticas estrictas. Los gérmenes presentes en la garganta o los senos paranasales pueden colonizar las zonas operadas, dando lugar a complicaciones como abscesos, flemones o infecciones de la cavidad sinusal.

- **Infecciones de las vías** respiratorias: Los procedimientos de las vías respiratorias (como las traqueostomías) exponen a los pacientes a un mayor riesgo de infecciones pulmonares o traqueales, sobre todo si el tubo traqueal no se mantiene correctamente o si los gérmenes patógenos colonizan las vías respiratorias inferiores.

- **Infecciones ORL**: las infecciones que afectan a la garganta o la nariz, como la sinusitis bacteriana o la faringitis, pueden agravarse tras una intervención quirúrgica o un tratamiento invasivo, si los patógenos acceden a zonas vulnerables del cuerpo.

## 1.2 Infecciones nosocomiales

**Las infecciones nosocomiales** (adquiridas en el hospital) son especialmente preocupantes en los servicios de ORL, debido a la frecuente manipulación de instrumental en contacto directo con las mucosas y las vías respiratorias. Los pacientes inmunodeprimidos o frágiles tienen más probabilidades de contraer infecciones secundarias, como infecciones pulmonares, neumonía o infecciones de la piel alrededor de las heridas.

- **Colonización de cánulas y drenajes**: Los pacientes que han sido sometidos a traqueotomías o requieren drenajes postoperatorios en la región ORL corren riesgo de infección si estos dispositivos no se mantienen en condiciones asépticas. La presencia prolongada de un drenaje o una cánula aumenta el riesgo de colonización por bacterias oportunistas.

# 2. Esterilización del instrumental ORL: una etapa crucial

**La esterilización del instrumental** es una barrera esencial contra los riesgos infecciosos en ORL, ya que impide la transmisión de patógenos entre pacientes o entre distintas zonas del cuerpo. En ORL, donde muchos exámenes y procedimientos requieren el uso de instrumentos reutilizables (otoscopios, fibroscopios, pinzas quirúrgicas, etc.), es esencial una gestión rigurosa de la esterilización.

### 2.1 Desinfección y limpieza del instrumental

Antes de cualquier esterilización, es esencial **limpiar a fondo** el instrumental. Se trata de eliminar todos los residuos biológicos (sangre, mucosidad, secreciones) que podrían proteger a los microorganismos de la esterilización. La limpieza debe realizarse con soluciones detergentes especiales y métodos mecánicos (cepillado, ultrasonidos).

- **Desmontaje y limpieza preliminar**: Los instrumentos deben **desmontarse** para permitir una desinfección completa, especialmente aquellos con partes internas de difícil acceso (como los fibroscopios). Los residuos de tejido o fluidos corporales deben eliminarse completamente antes de cualquier otro paso.

### 2.2 Técnicas de esterilización

Tras la limpieza, los instrumentos pasan por etapas de **desinfección** y **esterilización** para garantizar la eliminación de todos los microorganismos, incluidas las esporas bacterianas.

- **Esterilización por vapor**: El método más común para los instrumentos ORL es **la esterilización por vapor a presión** (autoclave), que elimina eficazmente los gérmenes mediante una temperatura elevada. Los ciclos de autoclave deben adaptarse a la naturaleza de los instrumentos para no alterar su eficacia.

- **Esterilización química**: Algunos instrumentos delicados, como los endoscopios flexibles, no pueden exponerse a altas temperaturas y requieren métodos de esterilización **química,** como el peróxido de hidrógeno o el ácido peracético. Estas técnicas garantizan una desinfección completa al tiempo que protegen los materiales sensibles.

### 2.3 Almacenamiento del instrumental esterilizado

Una vez esterilizados, los instrumentos deben **almacenarse de forma aséptica** para evitar su recontaminación. Se colocan en envases estériles hasta su utilización, y el personal asistencial debe asegurarse de que se mantienen estas condiciones de asepsia utilizando guantes estériles al manipularlos.

# 3. Cuidados postoperatorios y prevención de infecciones

**Los cuidados postoperatorios** de ORL desempeñan un papel crucial en la prevención de infecciones tras una intervención quirúrgica. Hay que vigilar de cerca a los pacientes, con cuidados específicos para las heridas quirúrgicas, las cánulas o los drenajes, y medidas de seguimiento para garantizar una cicatrización sin complicaciones.

### 3.1 Cuidados de las heridas quirúrgicas

Las heridas quirúrgicas, sobre todo en la región ORL, requieren **cuidados meticulosos** para evitar infecciones. Deben limpiarse regularmente con soluciones antisépticas y los apósitos deben cambiarse con frecuencia utilizando técnicas estériles.

- **Limpieza y desinfección periódicas**: La limpieza diaria de las heridas es esencial para evitar que las bacterias presentes en la boca o la cavidad nasal infecten la zona operada. Se recomienda el uso **de soluciones antisépticas** adecuadas y no irritantes para mantener la asepsia local.

- **Cambio de apósitos**: Los apósitos que cubren las heridas quirúrgicas deben cambiarse periódicamente para evitar la maceración y el riesgo de infección. Los cuidadores deben seguir **técnicas estériles** al cambiar los apósitos, utilizando guantes, compresas estériles y antisépticos adecuados.

### 3.2 Mantenimiento de cánulas y drenajes

Los pacientes que tienen una **cánula traqueal** o **drenajes** tras una intervención de ORL requieren cuidados especiales para evitar las infecciones asociadas a estos dispositivos. Las cánulas deben limpiarse con regularidad y los drenajes deben vigilarse para evitar la acumulación de secreciones que puedan favorecer la proliferación bacteriana.

- **Aspiración de secreciones**: En los pacientes traqueostomizados, a menudo es necesario realizar **aspiraciones regulares de** las secreciones bronquiales para evitar su acumulación en las vías respiratorias, lo que podría causar infecciones pulmonares. La aspiración debe realizarse en condiciones asépticas para evitar la introducción de agentes infecciosos en las vías respiratorias.

- **Control de los drenajes**: Los drenajes postoperatorios deben controlarse periódicamente para asegurarse de que funcionan correctamente y no están obstruidos. Es esencial controlar la cantidad y el aspecto de las secreciones drenadas, ya que cualquier cambio puede indicar una infección subyacente que requiera un tratamiento rápido.

- ◦ Medidas preventivas (higiene de las manos, uso de equipos de protección)

**Las medidas preventivas** están en el centro de la lucha contra las infecciones en el ámbito médico, y cobran especial importancia en la cirugía otorrinolaringológica (ORL). En este campo, donde muchas operaciones afectan a zonas sensibles del cuerpo como las vías respiratorias, la garganta y los oídos, el riesgo de infección es alto. Pueden producirse **infecciones nosocomiales** o postoperatorias si no se cumplen estrictamente los protocolos de prevención. Entre estas medidas, **la higiene de las manos** y el **uso de equipos de protección individual (EPI)** son esenciales para proteger tanto a los pacientes como al personal sanitario contra la transmisión de patógenos.

Estas prácticas, a menudo percibidas como simples gestos, tienen un impacto directo en la reducción de las infecciones. En el contexto de un servicio de ORL, donde es frecuente el contacto estrecho con las mucosas y las vías respiratorias, la aplicación rigurosa de estas normas preventivas garantiza una mayor seguridad sanitaria y contribuye a la calidad de la asistencia.

## 1. Higiene de las manos: la primera línea de defensa contra las infecciones

**La higiene de las manos** se considera una de las medidas más eficaces para **prevenir la transmisión de infecciones** en los centros sanitarios. En los ORL, donde el personal sanitario está regularmente en contacto directo con los pacientes y sus secreciones, es esencial una higiene rigurosa de las manos. Las manos, que suelen estar en contacto con instrumentos, superficies contaminadas o tejidos sensibles, pueden ser importantes vectores de gérmenes si no se desinfectan adecuadamente.

## 1.1 Momentos clave para la higiene de las manos

En el entorno hospitalario, es esencial lavarse o desinfectarse las manos **en momentos clave** para evitar la transmisión de gérmenes entre el personal, los pacientes y los dispositivos médicos.

- **Antes y después de cualquier contacto con un paciente**: Antes de tocar a un paciente para una consulta, un examen o un procedimiento, hay que desinfectarse las manos con un producto a base de alcohol o lavárselas con agua y jabón. De este modo se evita la transmisión de gérmenes potencialmente presentes en las manos del cuidador al paciente.

- **Después de tocar superficies contaminadas**: Los tiradores de las puertas, los dispositivos médicos o los equipos compartidos pueden ser reservorios de bacterias o virus. La higiene de manos tras manipular estos objetos es crucial para evitar la propagación de microorganismos.

- **Antes de cualquier procedimiento invasivo**: Durante los cuidados invasivos, como la aspiración de secreciones traqueales o la manipulación de cánulas, los cuidadores deben desinfectarse las manos para evitar introducir gérmenes en zonas vulnerables del cuerpo del paciente.

## 1.2 Técnicas de lavado y desinfección de manos

La eficacia de la higiene de las manos depende de **una técnica correcta**. El lavado de manos con agua y jabón se recomienda cuando las manos están visiblemente sucias, mientras que la desinfección con una solución hidroalcohólica es ideal en situaciones en las que las manos están limpias pero deben desinfectarse rápidamente.

- **Lavado de manos con jabón**: El lavado de manos debe durar **al menos entre 40 y 60 segundos**. Es esencial enjabonar toda la superficie de las manos, incluidos los espacios entre los dedos, las yemas de los dedos, los pulgares y las muñecas. Aclárese bien y séquese con una toalla de un solo uso.

- **Desinfección con una solución hidroalcohólica**: cuando las manos no están visiblemente sucias, el uso de **una solución hidroalcohólica** suele ser más rápido e igual de eficaz. Es importante aplicar una cantidad suficiente de producto y frotar todas las superficies de las manos durante **al menos 20 o 30 segundos**, hasta que las manos estén secas.

### 1.3 La importancia de la concienciación y los recordatorios

La prevención de las infecciones no es sólo una cuestión de técnica, sino también de **sensibilización permanente del** personal sanitario. Las campañas periódicas de recordatorio de la importancia de la higiene de las manos, la presencia de dispensadores de soluciones hidroalcohólicas en lugares estratégicos y la formación continua contribuyen a mantener un alto nivel de vigilancia en los servicios de ORL.

## 2. Llevar equipo de protección individual (EPI)

**El uso de equipos de protección individual (EPI)** es otra medida crucial para reducir los riesgos de transmisión de infecciones, especialmente en un entorno ORL, donde los cuidadores están en contacto directo con **las secreciones respiratorias** y las **mucosas** del paciente. El EPI proporciona una barrera física entre el cuidador y los agentes infecciosos presentes en el entorno hospitalario.

## 2.1 Tipos de EPI utilizados en ORL

El equipo de protección varía en función del tipo de intervención y del nivel de riesgo de infección. En ORL, donde son frecuentes los aerosoles y las pulverizaciones de secreciones, son esenciales varios tipos de EPI.

- **Mascarillas quirúrgicas y FFP2**: La **mascarilla quirúrgica** protege frente a las proyecciones de gotas de los pacientes. Sin embargo, durante determinadas operaciones que generan aerosoles (como la aspiración traqueal), se requiere una mascarilla **FFP2** para proteger al cuidador frente a partículas en suspensión en el aire que puedan ser portadoras de patógenos.

- **Gafas** o **viseras protectoras**: las **gafas** o **viseras protectoras** son esenciales durante los procedimientos en los que existe riesgo de salpicaduras de fluidos corporales o secreciones respiratorias. Protegen los ojos y las mucosas de los cuidadores, que son un punto de entrada de infecciones.

- **Guantes de un solo uso**: **los guantes** deben utilizarse siempre que haya contacto con pacientes, instrumental médico o superficies potencialmente contaminadas. Protegen las manos de los cuidadores frente a infecciones y evitan la transmisión de microorganismos entre cuidadores y pacientes.

- **Batas y delantales desechables**: Dependiendo de la operación, puede ser necesaria una **bata** o **delantal desechable** para proteger la ropa de los cuidadores de salpicaduras de fluidos corporales o sustancias contaminadas. Este EPI debe desecharse después de cada uso para evitar la transmisión de infecciones.

### 2.2 Procedimiento para vestirse y quitarse el EPI

El uso de EPI debe ir acompañado de **procedimientos rigurosos de vendaje y retirada** para evitar cualquier contaminación cruzada. Una manipulación incorrecta de los EPI puede contaminar la ropa o las manos del cuidador, aumentando el riesgo de transmisión.

- **Vestimenta**: Los cuidadores deben colocarse los EPI siguiendo un orden preciso, empezando por la **bata**, seguida de **los guantes**, la **mascarilla** y las **gafas o el visor**. Cada paso debe realizarse de forma que garantice una protección total antes de cualquier contacto con el paciente.

- **Retirada segura**: La retirada del EPI es una etapa crítica. Debe realizarse en un orden que minimice el riesgo de contaminación de las manos o la ropa del cuidador. Por ejemplo, **primero deben quitarse los guantes**, luego **la bata**, después **las gafas** y, por último, la **mascarilla**. Cada elemento del EPI debe desecharse en un **contenedor especial**, y las manos deben desinfectarse en cada etapa.

### 2.3 Cumplimiento y control

El cumplimiento de **las normas de uso de los EPI** es fundamental para garantizar la seguridad de cuidadores y pacientes. Las auditorías periódicas y los cursos de formación sirven para recordar la importancia de estos equipos y garantizar que se utilicen correctamente. También es esencial garantizar que los EPI estén siempre disponibles en cantidad suficiente, sobre todo en los departamentos de alto riesgo, como los que atienden a pacientes infecciosos o inmunodeprimidos.

## 3. La importancia de una cultura de prevención

Además de las medidas técnicas, la prevención de infecciones depende de una **cultura de prevención** dentro de la organización sanitaria. Es esencial que todo el personal sanitario, incluidos los celadores, adopten plenamente estas medidas, comprendan su importancia y las apliquen rigurosamente en su rutina diaria.

## 3.1 Formación y sensibilización permanentes

**La formación continua** en materia de higiene y uso de EPI es necesaria para mantener un alto nivel de vigilancia. Los recordatorios periódicos de los riesgos de infección y la organización de sesiones de formación o ejercicios de simulación ayudan a reforzar las competencias del personal asistencial.

## 3.2 Vigilancia colectiva

La vigilancia colectiva también es crucial: hay que animar a todos los miembros del equipo sanitario a que **vigilen el cumplimiento de los protocolos** y den la voz de alarma si algo va mal. No se trata sólo de una **responsabilidad** individual, sino **colectiva** para garantizar una asistencia segura.

- **Adaptación de los puestos de trabajo de los auxiliares sanitarios**
  - Optimización de la ergonomía en el servicio de ORL

**Optimizar la ergonomía** en un departamento de otorrinolaringología es esencial para garantizar un entorno de trabajo seguro y eficiente, al tiempo que se protege la salud de los profesionales sanitarios y se garantiza una calidad óptima de la atención a los pacientes. Las tareas de ORL implican a menudo **movimientos técnicos precisos**, **manipulación frecuente de pacientes** y el uso de **instrumentos específicos**, todo lo cual puede provocar fatiga, dolores musculoesqueléticos e incluso lesiones si no se tienen en cuenta las consideraciones ergonómicas.

La ergonomía no sólo tiene que ver con la comodidad de los cuidadores; también desempeña un papel crucial en la **seguridad de los pacientes**, porque los cuidadores que trabajan en condiciones óptimas están más atentos, son más eficaces y menos propensos a cometer errores. La adaptación de los equipos, la organización de los puestos de trabajo y el aprendizaje de una buena postura son factores que contribuyen a mejorar el bienestar en el trabajo y la calidad de los cuidados ORL.

# 1. Adaptación de equipos y puestos de trabajo

Uno de los pilares de la ergonomía en ORL es **la adaptación de los equipos** a las necesidades de cuidadores y pacientes. Un entorno de trabajo bien diseñado reduce el esfuerzo físico, mejora la eficacia de los cuidados y previene los trastornos musculoesqueléticos.

## 1.1 Disposición del puesto de trabajo

En un servicio de otorrinolaringología, los puestos de trabajo deben organizarse de forma que se facilite un acceso rápido y fluido a los instrumentos, reduciendo al mismo tiempo los movimientos innecesarios y las posturas incómodas. **Los instrumentos** y el equipo médico deben estar **dispuestos** de forma que los cuidadores puedan trabajar en posturas neutras, minimizando así el esfuerzo físico.

- **Altura de las superficies de trabajo: Las superficies de trabajo** y las mesas de exploración deben ser regulables en altura para adaptarse a la estatura de los cuidadores y evitar que tengan que agacharse o estirarse excesivamente. Esto ayuda a mantener una **postura erguida**, sobre todo durante las exploraciones o los cuidados que requieren una manipulación precisa, como el uso de un otoscopio o un fibroscopio.

- **Dispositivos médicos al alcance de la mano**: Los equipos de uso frecuente, como otoscopios, fibroscopios, dispositivos de aspiración de secreciones o instrumental quirúrgico, deben ser **fácilmente accesibles** sin que el cuidador tenga que moverse constantemente o adoptar posturas incómodas. Utilizar **soportes de pared** o **brazos articulados** para los equipos evita movimientos repetitivos y facilita la cirugía.

- **Sillas y taburetes ergonómicos**: los cuidadores suelen pasar largas horas sentados, sobre todo durante las consultas o las operaciones de ORL. **Las sillas ergonómicas**, regulables en altura y con un buen apoyo lumbar son esenciales para prevenir el dolor de espalda. Estas sillas deben permitir trabajar **muy cerca del paciente** manteniendo una postura cómoda.

### 1.2 Utilización de instrumentos adecuados

Los instrumentos utilizados en ORL, ya sean endoscopios, aspiradores, micrófonos u otros dispositivos, deben **tener un diseño ergonómico** para reducir la fatiga y mejorar la precisión de los gestos técnicos. La elección de los instrumentos y su diseño repercuten directamente en la salud de los cuidadores y en la calidad de los cuidados.

- **Instrumentos ligeros y bien equilibrados**: en ORL, muchos instrumentos se manipulan durante largos periodos. Por lo tanto, es importante que sean **ligeros** y estén bien equilibrados para reducir la carga en muñecas y antebrazos. Los mangos ergonómicos facilitan la sujeción y reducen el riesgo de tendinitis o dolores articulares.

- **Fibroscopios y otoscopios ergonómicos**: Los fibroscopios y otoscopios modernos suelen estar equipados con **mangos ergonómicos** y **sistemas de visión** que permiten trabajar en posturas más cómodas. Deben ser fáciles de manejar, sin necesidad de torcer la muñeca, y

288

ofrecer una visibilidad óptima sin forzar los ojos ni el cuello.

## 2. Optimización de posturas y movimientos para evitar trastornos musculoesqueléticos.

A menudo, los enfermeros de ORL tienen que **adoptar posturas incómodas** y realizar movimientos repetitivos, ya sea durante la manipulación de pacientes o en intervenciones quirúrgicas delicadas. Para prevenir **los trastornos musculoesqueléticos**, es esencial aprender y practicar **los movimientos ergonómicos**.

### 2.1 Posturas adecuadas durante los cuidados

Mantener una **postura neutra** es fundamental para prevenir el dolor y las lesiones. En ORL, es importante que los cuidadores adopten posturas que respeten la alineación natural de la columna vertebral, eviten torcer el tronco y limiten la tensión en las articulaciones.

- **Trabajar a la altura del paciente**: ya sea para un examen clínico o para una operación, es esencial **ajustar la altura de la mesa de exploración** o de la silla del paciente para no tener que agacharse ni levantar los brazos en exceso. Esto ayuda a mantener la **columna recta**, reduciendo la tensión en la espalda y los hombros.

- **Doblar las rodillas**: Al levantar o mover a un paciente, los cuidadores deben **doblar** siempre **las rodillas** y utilizar la fuerza de las piernas en lugar de forzar la espalda. Esta técnica reduce el riesgo de lesiones en la región lumbar y permite repartir el esfuerzo entre los músculos más fuertes del cuerpo.

### 2.2 Gestión de los movimientos repetitivos

Los movimientos repetitivos, como los asociados al uso de instrumentos quirúrgicos o a la manipulación de pacientes, pueden provocar **microtraumatismos** a largo plazo si no se realizan en las condiciones adecuadas. Para minimizar estos riesgos, es importante adoptar técnicas específicas y alternar tareas.

- **Alterne los movimientos**: Es aconsejable **variar las tareas en** la medida de lo posible, para evitar utilizar los mismos músculos una y otra vez. Por ejemplo, alternar tareas que requieren precisión manual con otras menos exigentes ayuda a prevenir el dolor ligado a los movimientos repetitivos.

- **Evite girar el tronco**: Cuando se requiere un movimiento lateral, como alcanzar un instrumento o mover a un paciente, es preferible **girar todo el cuerpo** en lugar de sólo el tronco. Torsionar el torso aumenta el riesgo de dolores y lesiones de espalda.

# 3. Formación y sensibilización en ergonomía

**Una buena formación ergonómica** es esencial para concienciar a los cuidadores de los riesgos asociados a las malas posturas y los movimientos inadecuados. Esta formación debe incorporarse desde el principio de su carrera y reforzarse periódicamente para garantizar un entorno de trabajo óptimo.

### 3.1 Formación continua en buenas prácticas

Los profesionales sanitarios, incluidos los auxiliares asistenciales y el personal de enfermería, deben **recibir formación continua** en buenas prácticas ergonómicas, sobre todo en lo que respecta al transporte de pacientes, el uso de dispositivos médicos y la organización de sus puestos de trabajo.

- **Talleres prácticos**: pueden organizarse **talleres prácticos** para enseñar a los cuidadores las posturas correctas, las técnicas de elevación y los movimientos que deben evitar. Estos cursos suelen incluir demostraciones sobre cómo manipular a los pacientes con seguridad y cómo utilizar correctamente los equipos ergonómicos.

- **Concienciación sobre la autoprotección**: hay que concienciar a los cuidadores de la importancia de cuidar su propio cuerpo adoptando los gestos adecuados y prestando atención a las señales de alarma, como el dolor o la fatiga muscular. **La vigilancia individual** es esencial para evitar lesiones relacionadas con el trabajo.

### 3.2 Evaluación periódica de la ergonomía en el departamento

**La evaluación periódica** de las condiciones ergonómicas en el servicio de ORL permite identificar los riesgos e introducir mejoras en tiempo real. Es útil realizar auditorías ergonómicas para asegurarse de que el equipo está bien adaptado, que las posturas de los cuidadores son correctas y que el entorno de trabajo es óptimo.

- **Auditorías ergonómicas**: se puede recurrir a profesionales especializados en ergonomía para que evalúen la disposición del departamento, la colocación de los equipos y las técnicas de trabajo utilizadas por los cuidadores. Sus recomendaciones pueden servir para ajustar las prácticas y prevenir los riesgos musculoesqueléticos.

  ○ Consejos para evitar la fatiga física y mental en la vida cotidiana

Evitar **la fatiga física y mental** en el día a día es esencial para todos los profesionales sanitarios, especialmente los que trabajan en departamentos exigentes como el de otorrinolaringología (ORL). Este campo de la medicina impone exigencias constantes al cuerpo y la mente a través de diversas tareas: manejo de pacientes, intervenciones técnicas, cuidados postoperatorios, todo lo cual requiere una intensa concentración y compromiso emocional. Gestionar eficazmente esta **fatiga** es crucial para

291

preservar no sólo la **salud física de** los cuidadores, sino también su **equilibrio mental**. Adoptando prácticas preventivas y estableciendo rutinas de autocuidado, es posible mantener **una energía sostenible**, limitar el agotamiento y seguir prestando unos cuidados de calidad.

# 1. Gestionar la fatiga física: cuidar el cuerpo cada día

La fatiga física en un servicio de otorrinolaringología se debe principalmente a las **posturas prolongadas**, los **movimientos repetitivos** y el **transporte de cargas** al manipular a los pacientes. Prevenir esta fatiga significa **cuidar el cuerpo** a lo largo del día adoptando prácticas sencillas pero eficaces.

### 1.1 Adoptar las posturas correctas

**La postura** desempeña un papel crucial en la prevención del dolor físico y la fatiga. Trabajar en posturas incómodas durante mucho tiempo puede provocar tensiones musculares, dolor de espalda y trastornos musculoesqueléticos.

- **Mantén una postura neutra**: tanto si estás sentado como de pie, es importante que mantengas **la columna vertebral alineada**. Cuando estés sentado, ajusta la altura de la silla para que los pies estén apoyados en el suelo y las rodillas en ángulo recto. Cuando estés de pie, distribuye tu peso uniformemente sobre ambas piernas.

- **Doble las rodillas al levantar**: cuando sea necesario levantar a un paciente o un objeto pesado, **doble** siempre **las rodillas** y utilice la fuerza de las piernas, en lugar de forzar la espalda. Así se reduce el riesgo de lesiones lumbares y de esfuerzos innecesarios.

- **Alternar posturas**: es esencial no permanecer demasiado tiempo en la misma postura. Alternar regularmente entre estar sentado y de pie, o moverse para adaptar el entorno de trabajo, ayuda a **prevenir la rigidez** y favorece una mejor circulación sanguínea.

## 1.2 Descansos regulares

En un entorno tan exigente como el de la ORL, donde la concentración es primordial y los movimientos deben ser precisos, es fácil dejarse absorber por el rápido ritmo de trabajo. Sin embargo, no hacer **pausas regulares puede** conducir rápidamente a una fatiga física acumulada.

- **Haz microdescansos**: Incluso los descansos breves**, de apenas unos minutos**, pueden ayudar a prevenir la fatiga física. Durante esos momentos, conviene levantarse, dar un paseo o hacer estiramientos suaves para relajar los músculos y reducir la tensión en la espalda, los hombros y el cuello.

- **Estiramientos y movilidad**: Tomarse unos minutos para estirarse regularmente a lo largo del día ayuda a prevenir la tensión muscular y el dolor articular. Estiramientos sencillos como extender los brazos hacia el techo, rotaciones suaves del cuello o inclinaciones laterales del torso pueden aliviar la fatiga física.

## 1.3 Hidratación y dieta equilibrada

**La hidratación** y una **dieta sana** suelen subestimarse, pero desempeñan un papel clave en la gestión de la fatiga física. Los cuidadores, absortos en su trabajo, pueden a veces descuidar estos aspectos fundamentales, lo que contribuye a un descenso de la energía.

- **Beber con regularidad**: Una buena hidratación ayuda a mantener los niveles de energía y a evitar los dolores de cabeza o la fatiga relacionados con la deshidratación. Es aconsejable **beber agua regularmente** a lo largo del día, aunque no se tenga sed, para mantener un buen nivel de hidratación.

- **Coma comidas equilibradas**: Las comidas deben ser **ricas en nutrientes** para proporcionar la energía necesaria para un trabajo físico y mental intenso. Privilegia los alimentos ricos en fibra, proteínas y carbohidratos buenos para obtener fuentes de energía duraderas, en lugar de sucumbir a los azúcares rápidos que provocan bajones de energía tras su efecto inmediato.

## 2. Prevenir la fatiga mental: gestionar el estrés y la carga emocional

Trabajar en un servicio de otorrinolaringología no sólo implica fatiga física. **La fatiga mental** también es un problema importante, porque la concentración, la toma rápida de decisiones y la gestión de la carga emocional son componentes centrales de la atención al paciente. Saber gestionar **el estrés** y encontrar formas de mantener el equilibrio mental es esencial para evitar el agotamiento.

### 2.1 Gestión del estrés cotidiano

El estrés puede acumularse rápidamente en el entorno hospitalario, sobre todo en los departamentos en los que la cirugía y la atención al paciente requieren un alto nivel de atención. Por eso es esencial aprender a **reconocer los signos de estrés** y poner en marcha estrategias para gestionarlo eficazmente.

- **Practicar la respiración consciente**: **La respiración** profunda es una técnica sencilla pero muy eficaz para controlar el estrés cotidiano. En los momentos de tensión, basta con respirar lenta y profundamente, concentrándose en la inhalación y la exhalación, para reducir el ritmo cardiaco y calmar la mente.

- **Establecer prioridades**: es importante **priorizar las tareas** y organizar el día para no sentirse constantemente abrumado. Utilizando listas de tareas, planificando prioridades y aprendiendo a delegar, puedes gestionar tu carga de trabajo con más calma y afrontar mejor el estrés.

## 2.2 Desconectar emocionalmente después del trabajo

**La carga emocional** puede ser pesada para los cuidadores, sobre todo cuando se trata de cuidados complejos o cuando se encuentran situaciones difíciles con los pacientes o sus familiares. Aprender a **desconectar** emocionalmente después del trabajo es esencial para mantener el equilibrio mental y evitar una fatiga mental prolongada.

- **Establecer límites**: Es importante saber **establecer límites** entre el trabajo y la vida personal. Esto puede incluir no llevarse trabajo a casa, establecer momentos de desconexión total (por ejemplo, apagando el teléfono del trabajo fuera del horario laboral) o crear rutinas para relajarse después de un día duro.

- **Actividades relajantes**: Después del trabajo, es una buena idea realizar algunas **actividades relajantes** que te ayuden a desconectar mentalmente. Puede ser la lectura, la práctica de un deporte, la meditación o cualquier actividad creativa que ayude a liberar la presión acumulada durante el día.

## 2.3 Mantener una buena comunicación con el equipo

Trabajar en un entorno tan exigente como la ORL requiere **una buena comunicación** con los compañeros y una cultura de apoyo mutuo. Compartir información, delegar tareas y expresar sus necesidades son esenciales para mantener un entorno de trabajo equilibrado y evitar la sobrecarga mental.

- **Apoyo de los compañeros**: trabajar en equipo significa que podemos **apoyarnos mutuamente** en los momentos difíciles. Compartir tus preocupaciones, pedir ayuda cuando estás desbordado y escuchar a los demás contribuyen a mantener un espíritu de equipo positivo y te ayudan a gestionar mejor el estrés.

- **Exprese sus necesidades**: si la carga de trabajo se vuelve demasiado pesada o la presión demasiado grande, es importante que **comunique sus necesidades** a sus superiores o compañeros. Identificar los momentos en los que necesitas delegar o dar un paso atrás puede ayudarte a prevenir el agotamiento mental.

# 3. Mantener un equilibrio general: cuidarse a largo plazo

Para evitar la fatiga crónica, es importante cultivar un **equilibrio general** entre el trabajo y la vida personal. Cuidarse a largo plazo requiere un **estilo de vida sano**, descanso suficiente y tiempo para **regenerarse**.

### 3.1 Dormir bien por la noche

**El sueño** es uno de los pilares fundamentales para mantener la energía y evitar el agotamiento. Una buena noche de sueño permite recuperarse física y mentalmente, y empezar cada día con la mente despejada y descansada.

- **Cumplir horarios regulares de sueño**: acostarse y levantarse a horas regulares ayuda a regular el ciclo del sueño y mejora su calidad. Es aconsejable **realizar rituales de relajación** antes de acostarse, como leer o meditar, para preparar el cuerpo y la mente para un sueño reparador.

## 3.2 Cuidar su bienestar psicológico

Por último, es importante **mantener el bienestar psicológico** a diario dedicándose tiempo a uno mismo. Tomarse descansos para realizar actividades que le proporcionen placer y satisfacción personal es esencial para equilibrar las exigencias del trabajo con la necesidad de relajarse.

- **Actividades de ocio**: Realizar actividades de ocio o aficiones fuera del trabajo, como el deporte, el arte o salir con los amigos y la familia, ayuda a mantener una buena salud mental y a recargar las pilas.

# Conclusión

# Hacia una carrera satisfactoria en ORL

- La importancia del desarrollo personal y profesional

**El desarrollo personal y profesional** es un pilar esencial en la carrera de cualquier profesional sanitario, especialmente en campos tan exigentes como la otorrinolaringología. No se trata sólo de mejorar las competencias técnicas, sino también de cultivar las cualidades humanas, enriquecer los conocimientos técnicos y fomentar el crecimiento personal. El desarrollo personal y profesional no sólo permite progresar en la profesión, sino también conocerse mejor a uno mismo, gestionar el estrés, aumentar la resiliencia ante los retos cotidianos y alimentar una carrera más satisfactoria. Este enfoque es crucial no sólo para el individuo, sino también para el buen funcionamiento de los equipos sanitarios, la calidad de la asistencia prestada y, en última instancia, la satisfacción del paciente.

En un sector en constante evolución como el sanitario, en el que no dejan de surgir nuevas tecnologías, métodos de tratamiento y conocimientos, es vital que los cuidadores se formen continuamente, adquieran nuevas competencias y desarrollen sus cualidades humanas e interpersonales.

## 1. La importancia del desarrollo profesional: mantenerse al día y progresar en la profesión

En el campo de la medicina, el **desarrollo profesional continuo** es esencial para mantenerse al día de los últimos avances en tecnología, tratamiento y cuidados. El mundo de la sanidad cambia rápidamente y, para responder a las necesidades de los pacientes de la mejor manera posible, tenemos que estar aprendiendo constantemente.

## 1.1 Adquirir nuevas competencias

El desarrollo profesional implica adquirir **constantemente nuevas competencias** técnicas, médicas e interpersonales. En otorrinolaringología, por ejemplo, la introducción de nuevas tecnologías como **las imágenes en 3D**, los **robots quirúrgicos** y el uso de **dispositivos conectados** para monitorizar a los pacientes obliga a actualizar periódicamente los conocimientos y las competencias.

- **Formación continua**: los profesionales sanitarios necesitan participar en **formación continua**, asistir a **conferencias médicas** o seguir cursos especializados para seguir siendo competentes y eficaces en sus respectivos campos. Esto les permite dominar las herramientas modernas y adoptar prácticas basadas en las últimas pruebas científicas.

- **Avances tecnológicos**: Los avances tecnológicos en el campo de la ORL, como los sistemas robóticos de asistencia o los nuevos protocolos de tratamiento, requieren actualizaciones frecuentes para ofrecer a los pacientes tratamientos de vanguardia. La adopción de estas nuevas tecnologías requiere un aprendizaje constante, a menudo facilitado por programas de formación en línea o módulos de aprendizaje electrónico.

## 1.2 Avanzar en su carrera

**El desarrollo profesional** también ofrece oportunidades para avanzar en la carrera. Puede adoptar la forma de especializaciones, certificaciones adicionales o ascensos a puestos directivos o docentes.

- **Especializaciones**: En ORL, es posible especializarse en áreas específicas como **la cirugía de los senos paranasales**, **el tratamiento de los trastornos auditivos** o la **cirugía oncológica**. Cada especialización te permite

301

profundizar en tus conocimientos y ofrecer una atención aún más precisa y adaptada a las necesidades específicas de tus pacientes.

- **Puestos de responsabilidad**: El desarrollo profesional también puede conducir a puestos de responsabilidad, como **coordinador de equipo**, **supervisor asistencial** o **formador** para transmitir conocimientos a jóvenes profesionales. Estas oportunidades de ascenso te permiten variar tus tareas y diversificar tus competencias.

### 1.3 Mejorar la calidad de la asistencia

Uno de los principales objetivos del desarrollo profesional es **mejorar la calidad de la atención** prestada a los pacientes. Al mantenerse al día de los nuevos enfoques y tratamientos innovadores, los cuidadores pueden ofrecer una atención más adecuada, eficaz y humana.

- **Mejor comprensión de las patologías**: al mantenerse al día de la investigación y los descubrimientos médicos, los cuidadores comprenden mejor las patologías otorrinolaringológicas, sus causas y sus tratamientos. Esto les permite ofrecer una atención más específica y prestar un mejor apoyo a sus pacientes.

- **Adaptación a las necesidades de los pacientes**: El desarrollo profesional también **permite adaptar la atención a** las necesidades específicas de los pacientes. Por ejemplo, los avances en las técnicas de comunicación con pacientes con deficiencias auditivas o el uso de nuevas herramientas para diagnosticar trastornos respiratorios son ejemplos concretos de la importancia de mantenerse flexible e informado en la profesión.

## 2. La importancia del desarrollo personal: reforzar sus cualidades humanas e interpersonales.

Si bien el desarrollo profesional es esencial para el progreso técnico y científico, el **desarrollo personal** es igual de crucial para reforzar **las aptitudes humanas**, mejorar la gestión del estrés y desarrollar cualidades esenciales como la empatía y la comunicación. En un departamento médico donde la interacción con pacientes y equipos es omnipresente, las habilidades interpersonales son tan importantes como las técnicas.

### 2.1 Desarrollar la empatía y la capacidad de escucha

Una de las cualidades más importantes en un cuidador es **la empatía**, la capacidad de ponerse en el lugar de otra persona, comprender cómo se siente y reaccionar de forma solidaria. El desarrollo personal ayuda a cultivar esta preciada cualidad, especialmente en un departamento como el de ORL, donde las patologías a menudo pueden afectar gravemente a la calidad de vida de los pacientes (pérdida de audición, problemas respiratorios, etc.).

- **Mejorar la escucha activa**: **La escucha activa** es una habilidad crucial que permite a los cuidadores comprender mejor las necesidades y preocupaciones de los pacientes. Saber escuchar sin juzgar, estando plenamente presente, no solo ayuda a reforzar la relación de confianza con el paciente, sino que también mejora el diagnóstico y la gestión de los cuidados.

- **Comprender las emociones de los pacientes**: Los pacientes de ORL pueden enfrentarse a veces a situaciones estresantes, como problemas de voz, dificultades respiratorias o problemas auditivos, que afectan a su vida cotidiana. Un cuidador que haya desarrollado **la inteligencia emocional** estará mejor preparado para ofrecer apoyo moral, responder a las preocupaciones y tranquilizar.

## 2.2 Gestión del estrés y fomento de la resiliencia

**El estrés** está omnipresente en los entornos médicos, especialmente en departamentos exigentes como el de ORL, donde las intervenciones quirúrgicas y el tratamiento de patologías complejas pueden generar una presión considerable. El desarrollo personal ayuda a desarrollar **la resiliencia** ante estos retos, aprendiendo a gestionar el estrés de forma saludable y a evitar el agotamiento.

- **Practicar la atención plena**: técnicas como la **meditación** o la **atención plena** pueden ayudar a los cuidadores a permanecer anclados en el momento presente, gestionar el estrés y evitar sentirse abrumados por las presiones cotidianas. Estas prácticas favorecen una mejor gestión de las emociones y mejoran la concentración.

- **Equilibrio entre la vida laboral y personal**: El desarrollo personal también ayuda a lograr el equilibrio entre la vida laboral y personal, aprendiendo a **desconectar** después de una jornada de trabajo, recargar las pilas y cuidar de uno mismo. Esto es crucial para evitar **el agotamiento** y mantener una carrera larga y satisfactoria.

## 2.3 Mejorar la comunicación y el trabajo en equipo

El desarrollo personal también ayuda a mejorar **la comunicación interpersonal** y a fortalecer **las relaciones dentro de los equipos sanitarios**. Una buena comunicación es esencial para garantizar unas condiciones de trabajo armoniosas, reducir los conflictos y mejorar la coordinación de la asistencia.

- **Reforzar la colaboración**: aprender a **comunicarse eficazmente** con los compañeros ayuda a mejorar la colaboración, compartir las responsabilidades de forma equilibrada y garantizar una mejor atención al paciente. También reduce la tensión y fomenta un entorno de trabajo positivo.

- **Resolución de conflictos**: Desarrollar sus habilidades de comunicación también le ayuda a gestionar mejor **los conflictos que** puedan surgir en un entorno estresante. Sabiendo entablar un diálogo constructivo, es posible apaciguar situaciones tensas y encontrar soluciones que convengan a todas las partes.

# 3. Los beneficios generales del desarrollo personal y profesional

El desarrollo personal y profesional aporta **múltiples beneficios** no sólo al individuo, sino también al equipo y a los pacientes. Al invertir en su propio crecimiento, los cuidadores no solo mejoran sus competencias y su calidad de vida, sino que también contribuyen a reforzar la eficacia y la cohesión de sus equipos.

### 3.1 Realización personal y satisfacción en el trabajo

El desarrollo personal y profesional conduce a una mayor **realización personal**, permitiendo a los cuidadores sentirse competentes, útiles y en armonía con sus valores. Ayuda a mantener la **motivación** y la satisfacción profesional a largo plazo, evitando sentimientos de agotamiento o estancamiento.

### 3.2 Mejora de la calidad de la asistencia

Los cuidadores que invierten en su desarrollo profesional y personal están mejor capacitados **para prestar una atención de calidad**. Sus competencias técnicas, combinadas con sus cualidades humanas, les permiten ofrecer una atención integral y personalizada a los pacientes, mejorando así su satisfacción y los resultados del tratamiento.

### 3.3 Reforzar los equipos y la cooperación

Por último, el desarrollo personal y profesional contribuye a crear **equipos asistenciales más fuertes** y cohesionados. Un equipo formado, motivado y capaz de comunicarse eficazmente es más productivo, presta mejores cuidados y es capaz de afrontar los retos de la vida diaria con más calma y eficacia.

• Los retos de la profesión: evolución de las técnicas y los conocimientos

La profesión de enfermería, en particular en el ámbito de los cuidados otorrinolaringológicos, está en constante evolución. Esta dinámica se ve impulsada por los avances técnicos, las innovaciones tecnológicas y una comprensión cada vez mayor de las patologías. Sin embargo, esta rápida evolución, al tiempo que abre numerosas oportunidades, también representa **importantes retos** para los profesionales sanitarios. Para seguir siendo competentes y eficaces, los profesionales sanitarios deben adaptarse constantemente, adquirir nuevas competencias y actualizar sus conocimientos.

Estos retos son múltiples y van desde la capacidad de seguir el ritmo de las innovaciones médicas hasta el dominio de las nuevas tecnologías y técnicas quirúrgicas, por no hablar de los problemas que plantea la gestión de la creciente complejidad de la atención al paciente. Estos retos están configurando el modo en que los profesionales sanitarios trabajan, se forman e interactúan con pacientes y colegas.

# 1. Rápidos avances tecnológicos: el reto de la adaptación

Una de las principales características de la evolución de las técnicas de ORL, al igual que en otros ámbitos de la medicina, es la **velocidad de la innovación tecnológica**. Los avances en el diagnóstico, la cirugía asistida por robot, la imagen médica y el uso de dispositivos conectados son considerables, pero esta aceleración también supone un gran reto para los profesionales sanitarios, que deben ser capaces de integrar estos avances en su práctica diaria.

## 1.1 Dominio de las nuevas tecnologías

Tecnologías como **la cirugía robótica**, **los fibroscopios inteligentes** y los sistemas de **telemedicina** están cambiando profundamente la forma de trabajar de los otorrinolaringólogos. Aunque estas innovaciones están permitiendo mejorar la precisión quirúrgica, reducir los riesgos de la cirugía y facilitar el seguimiento de los pacientes, también exigen **una formación continua** y la capacidad de adaptarse rápidamente.

- **Formación técnica**: Dominar estas sofisticadas herramientas requiere una formación en profundidad. Por ejemplo, la introducción de la cirugía asistida por robot para determinadas intervenciones de ORL requiere la capacidad de utilizar dispositivos complejos con interfaces digitales avanzadas. Esta complejidad exige que los cuidadores reciban formación periódica para mantener un nivel adecuado de destreza.

- **Actualización de conocimientos**: el rápido desarrollo de los dispositivos médicos obliga a los profesionales sanitarios a actualizar constantemente sus conocimientos. No solo tienen que entender cómo funcionan estas nuevas tecnologías, sino también saber cómo integrarlas en los protocolos asistenciales para maximizar los beneficios para los pacientes.

## 1.2 Mayor complejidad del diagnóstico y el tratamiento

La integración de nuevas tecnologías, como **las imágenes en 3D**, los **sistemas de monitorización conectados** y las **herramientas de inteligencia artificial**, está haciendo más complejos **el diagnóstico** y la **toma de decisiones clínicas**. Los profesionales sanitarios deben ser capaces de gestionar esta creciente complejidad interpretando los datos que proporcionan estos dispositivos y manteniendo al mismo tiempo un enfoque holístico del paciente.

- **Análisis de datos complejos**: En ORL, por ejemplo, el uso de **imágenes en 3D** permite una visualización muy detallada de las estructuras internas de los senos paranasales, la garganta o los oídos. Aunque esta tecnología mejora la precisión de los diagnósticos, también requiere la capacidad de interpretar grandes volúmenes de datos y utilizar esta información para planificar intervenciones.

- **Enfoque multidisciplinar**: con el desarrollo de técnicas sofisticadas, el trabajo de ORL se ha vuelto cada vez más **multidisciplinar**, lo que implica la colaboración con radiólogos, anestesistas, cirujanos e ingenieros biomédicos. Saber trabajar en equipo y coordinar una asistencia compleja se está convirtiendo en un verdadero reto para los profesionales sanitarios.

# 2. La evolución del conocimiento médico: aprendizaje continuo

Además del aspecto tecnológico, la evolución de los **conocimientos médicos** obliga a los profesionales sanitarios a mantener un nivel de **aprendizaje continuo** para estar al día. La investigación médica en el campo de la ORL avanza constantemente, aportando nuevos descubrimientos sobre patologías, tratamientos y mecanismos fisiopatológicos.

## 2.1 Progresos en la comprensión de las patologías otorrinolaringológicas

Los avances **en nuestra comprensión de afecciones** como los cánceres ORL, los trastornos auditivos y las infecciones sinusales están mejorando la atención al paciente. Sin embargo, esta evolución de los conocimientos también puede representar un reto, ya que los tratamientos evolucionan rápidamente y requieren la integración de nuevas prácticas basadas en las últimas investigaciones.

- **Cambios en los protocolos de tratamiento**: por ejemplo, los nuevos descubrimientos sobre **cánceres respiratorios** o **pólipos nasales** influyen periódicamente en los protocolos de tratamiento. Por eso es crucial que los cuidadores se mantengan al día de las últimas recomendaciones y adapten su tratamiento a los avances científicos.

- **Impacto de las comorbilidades**: Los avances en el conocimiento también están permitiendo comprender mejor la influencia de **las comorbilidades** (como la obesidad, la diabetes o el asma) en las patologías ORL. Esto añade una capa más de complejidad al tratamiento de los pacientes, lo que requiere una formación continua para incorporar esta nueva información a la práctica clínica.

## 2.2 Adaptación a los cambios de la práctica clínica

Las prácticas clínicas evolucionan al ritmo de los avances científicos y las nuevas normas asistenciales. Los profesionales sanitarios no solo deben dominar **los nuevos protocolos**, sino también adaptar su enfoque para satisfacer las crecientes expectativas en materia de seguridad y calidad de la asistencia.

- **Práctica basada en pruebas**: cada vez más, las decisiones clínicas se basan en **pruebas**. Esto significa que los cuidadores deben estar al tanto de las últimas investigaciones e incorporar estos conocimientos a su práctica diaria. Por ejemplo, el uso de antibióticos en ORL ha evolucionado con un enfoque más específico y basado en la evidencia para reducir la resistencia al tratamiento.

- **Sensibilizar sobre las nuevas normas**: el cumplimiento de los **protocolos de seguridad** y las **normas de calidad** se ha convertido en una prioridad en los servicios de ORL, sobre todo en lo que respecta a la prevención de las infecciones postoperatorias y la gestión de riesgos. Adaptarse a estas normas, que cambian regularmente, es un reto adicional para el personal asistencial, que debe permanecer constantemente vigilante.

## 3. Retos humanos: entre las competencias técnicas y las interpersonales

El desarrollo de técnicas y conocimientos en ORL, al tiempo que mejora la calidad de los cuidados, puede a veces complicar **la relación enfermera-paciente**. En efecto, la creciente complejidad técnica y el tiempo necesario para integrar estas nuevas competencias pueden desviar la atención de los **aspectos humanos** de los cuidados, que son esenciales en un campo tan sensible como la ORL, donde los pacientes pueden sufrir problemas que afectan a su comunicación, respiración o audición.

### 3.1 Mantener un enfoque centrado en el paciente

Uno de los principales retos de los profesionales sanitarios es mantener un **enfoque centrado en el paciente** a pesar de la creciente complejidad técnica. Frente a tecnologías cada vez más sofisticadas, es esencial no perder de vista la necesidad de **proporcionar a los pacientes apoyo humano**.

- **Comunicación con los pacientes**: Los pacientes de ORL sufren a menudo **problemas sensoriales** que afectan a su comunicación. Ya se trate de pérdida de audición, dificultad para hablar tras una operación o dificultades respiratorias, estos problemas pueden dificultar la relación entre cuidador y paciente. Es esencial que los cuidadores desarrollen habilidades de **comunicación no verbal** y muestren **paciencia** y **empatía**.

- **Controlar la ansiedad del paciente**: Las patologías ORL pueden generar mucha **ansiedad** en los pacientes, sobre todo cuando se ve afectada su calidad de vida (dificultades respiratorias, pérdida de voz, pérdida de audición). La capacidad de los cuidadores para tranquilizar y apoyar a los pacientes a lo largo de su tratamiento es un reto esencial, porque una buena atención emocional es tan importante como la atención técnica.

### 3.2 Conciliar conocimientos técnicos y disponibilidad humana

Otro reto importante es lograr un **equilibrio** entre el **carácter** cada vez más **técnico** de las intervenciones y la **disponibilidad de cuidados** para los pacientes. El aumento de los requisitos técnicos y administrativos puede reducir el tiempo que los cuidadores pueden dedicar a cada paciente, lo que puede afectar a la calidad de la relación.

- **Gestión del tiempo**: Ante el creciente número de tareas relacionadas con la implantación de nuevas tecnologías y protocolos, los cuidadores deben aprender a gestionar su tiempo de forma eficaz para seguir estando disponibles para sus pacientes. **Planificar** y **priorizar** las tareas son habilidades clave para lograrlo.

- **Atención personalizada**: También es importante no perder de vista la importancia de la **atención personalizada**. Incluso con la evolución de las técnicas, cada paciente es único y debe prestarse especial atención a

311

sus necesidades individuales. Esto incluye no sólo la atención médica, sino también el apoyo emocional y la adaptación de las explicaciones a la capacidad de comprensión del paciente.

# Apéndices : Herramientas y recursos para auxiliares ENT

- Fichas técnicas de equipos e instrumentos

**Las fichas técnicas** de los equipos e instrumentos utilizados en ORL (otorrinolaringología) son documentos esenciales para comprender el uso, el mantenimiento y las características de las herramientas empleadas en este campo médico. El departamento de ORL utiliza diversos instrumentos específicos, cada uno con una función muy concreta, ya sea para el **diagnóstico**, la **cirugía** o **los cuidados postoperatorios**. Estas fichas ayudan a garantizar que cada instrumento se utiliza de la forma más segura posible, al tiempo que facilitan su mantenimiento y esterilización.

He aquí un resumen de las principales **fichas técnicas de** los equipos e instrumentos utilizados en ORL:

## 1. Otoscopio

### Descripción :

El **otoscopio** es un instrumento médico utilizado para examinar el interior del oído, en particular el conducto auditivo externo y el tímpano. Puede utilizarse para detectar anomalías como infecciones, perforaciones timpánicas o la presencia de cerumen.

### Especificaciones técnicas :

- **Componentes**: Mango, cabezal (con fuente de luz y lente de aumento), espéculo auricular desechable o reutilizable.
- **Lente**: aumento x3 para observar los detalles del conducto auditivo externo y el tímpano.
- **Iluminación:** luz LED o halógena para una iluminación potente y brillante.
- **Espéculo**: Diferentes tamaños, dependiendo de la edad del paciente (adulto, niño).

**Modo de empleo :**

- Introduzca suavemente el espéculo en el conducto auditivo tras comprobar que el paciente se encuentra cómodo.
- Orienta el otoscopio para examinar las distintas partes del conducto auditivo externo y el tímpano.
- Utilice la lente para ampliar las estructuras observadas e identificar cualquier anomalía.

**Entrevista:**

- Esterilización de las piezas reutilizables (espéculo, lente) después de cada uso.
- Limpieza del cabezal del otoscopio con toallitas desinfectantes adecuadas.

# 2. Fibroscopio nasal

**Descripción :**

El **fibroscopio nasal** es un instrumento flexible utilizado para explorar la cavidad nasal y la nasofaringe. Permite observar directamente las estructuras nasales internas y la laringe gracias a una fibra óptica.

**Especificaciones técnicas :**

- **Diámetro**: Generalmente de 2,8 a 4 mm según el uso (adulto o niño).
- **Longitud**: de 30 a 40 cm.
- **Fibra óptica**: Transmisión de imágenes del interior de la nariz y las vías respiratorias.
- **Fuente de luz**: LED o halógena, que proporciona una luz fría para una observación óptima.

**Modo de empleo :**

- Duerma la mucosa nasal con un spray anestésico local antes de introducir el fibroscopio.
- Introduzca suavemente el fibroscopio en la cavidad nasal, siguiendo la anatomía para evitar cualquier molestia o dolor al paciente.
- Observe las estructuras nasales y la laringe a través del ocular o mediante un monitor si el fibroscopio está conectado a una cámara.

**Entrevista:**

- Limpiar inmediatamente después de cada uso con una solución antiséptica específica para instrumental blando.
- Desinfección por inmersión en un baño de esterilización para las partes internas sensibles.

# 3. Audiómetro

**Descripción :**

Un **audiómetro** es un aparato que se utiliza para medir la audición de un paciente comprobando su capacidad para oír distintas frecuencias sonoras. Suele utilizarse para detectar y diagnosticar pérdidas auditivas.

**Especificaciones técnicas :**

- **Frecuencias**: Rango típico de 125 Hz a 8000 Hz.
- **Sonoridad**: Ajustable de -10 dB a 120 dB.
- **Tipos de pruebas**: Pruebas tonales, vocales y de conducción ósea.
- **Salidas**: Auriculares para conducción aérea, vibrador para conducción ósea.

**Modo de empleo :**

- Coloque los auriculares en los oídos del paciente y, si es necesario, el vibrador óseo en el mastoides para las pruebas de conducción ósea.
- Compruebe la capacidad del paciente para oír sonidos de diferentes intensidades y frecuencias pidiéndole que indique cuándo oye un sonido.
- Registre los resultados en forma de audiograma para su análisis.

**Entrevista:**

- Limpie los auriculares con un desinfectante después de cada uso.
- Compruebe regularmente los cables y conectores para garantizar un funcionamiento correcto.
- Calibración periódica para garantizar la precisión de las mediciones.

# 4. Microscopio quirúrgico

**Descripción :**

El **microscopio quirúrgico** se utiliza para intervenciones quirúrgicas precisas de ORL, en particular de oído medio. Permite una visualización ampliada de las zonas operadas.

**Especificaciones técnicas :**

- **Ampliación**: Entre x4 y x40 según el ajuste.
- **Fuente de luz**: luz fría de fibra óptica para una iluminación sin sombras.
- **Movilidad**: montada sobre un brazo articulado para un ajuste preciso.
- **Ajustes**: zoom óptico y enfoque ajustables.

**Modo de empleo :**

- Coloque el microscopio sobre la zona quirúrgica, ajustando la altura y el ángulo.
- Ajuste el aumento y la iluminación para obtener una imagen clara y precisa de las estructuras finas (tímpano, cadena osicular, etc.).
- Utiliza el zoom para navegar entre vistas globales y detalles microscópicos.

**Entrevista:**

- Las lentes y el cuerpo del microscopio se limpian con toallitas especiales para equipos ópticos.
- Esterilización de los accesorios que entran en contacto con la zona quirúrgica (cubierta estéril del microscopio).

# 5. Aspirador quirúrgico

**Descripción :**

El **aspirador quirúrgico** se utiliza para eliminar secreciones, líquidos y restos durante la cirugía o los cuidados postoperatorios (por ejemplo, después de una traqueotomía).

**Especificaciones técnicas :**

- **Caudal de aspiración**: Ajustable entre 0 y 50 L/min.
- **Presión de aspiración**: regulada para evitar traumatismos (entre -100 y -600 mmHg).
- **Accesorios**: catéteres de aspiración de diferentes tamaños en función del procedimiento (traqueal, nasal, etc.).
- **Depósito** : Colector de fluidos estéril de un solo uso o reutilizable.

**Modo de empleo :**

- Utilizar catéteres de aspiración estériles adaptados al tamaño del conducto o de la tráquea.
- Ajuste la presión de aspiración en función del tipo de intervención y de la sensibilidad del paciente.
- Aspirar las secreciones o fluidos de forma controlada para evitar daños en los tejidos.

**Entrevista:**

- Limpieza y esterilización de los accesorios después de cada uso (catéteres, tubos).
- Vaciado y limpieza del depósito de líquido.
- Compruebe periódicamente que la bomba de aspiración funciona correctamente.

# 6. Laringoscopio

**Descripción :**

El **laringoscopio** es un instrumento utilizado para visualizar directamente la laringe, a menudo durante intubaciones o exámenes diagnósticos de las cuerdas vocales.

**Especificaciones técnicas :**

- **Pala**: Varios tamaños (adulto, pediátrica) en metal o plástico rígido.
- **Fuente de luz**: LED o fibra óptica para iluminar las vías respiratorias.
- **Empuñadura**: Ergonómica, a veces recargable para las versiones con batería incorporada.

**Modo de empleo :**

- Introduzca la hoja del laringoscopio en la boca del paciente, levantando la lengua para obtener una visión clara de las cuerdas vocales y la epiglotis.
- Utilice la fuente de luz para observar las estructuras laríngeas, posiblemente con vistas a la intubación.

**Entrevista:**

- Esterilice la cuchilla después de cada uso, especialmente en el caso de las cuchillas reutilizables.
- Comprueba regularmente que la fuente de luz y las pilas funcionan correctamente.

Estas fichas técnicas, que no son exhaustivas, ilustran la importancia de conocer las **características**, la **utilización** y el **mantenimiento** de los principales instrumentos utilizados en un servicio de ORL. Dominando estas herramientas, podrá garantizar **una calidad óptima de los cuidados**, respetando al mismo tiempo las normas de higiene y seguridad exigidas en un entorno médico.

- Bibliografía y recomendaciones de lecturas complementarias (libros, sitios web, etc.)

Aquí encontrará una selección de **lecturas**, **sitios web** y **recursos** para ampliar sus conocimientos en el campo de la otorrinolaringología, así como recomendaciones bibliográficas sobre los aspectos clínicos, técnicos y prácticos de esta especialidad. Estos recursos son útiles para profesionales sanitarios, estudiantes y cualquier persona que desee explorar los últimos avances, protocolos asistenciales y tecnologías en ORL.

# 1. Libros y obras de referencia

Estos libros proporcionan una base sólida para comprender las patologías otorrinolaringológicas, las técnicas quirúrgicas y el tratamiento de los pacientes. Abarcan tanto los conocimientos teóricos como las aplicaciones clínicas.

## 1.1 Literatura especializada en ORL

- **"Otorrinolaringología, cirugía de cabeza y cuello"**, de John C. Watkinson y Ralph W. Gilbert (2018).

  - Este libro es un manual de referencia para otorrinolaringólogos, que ofrece una cobertura exhaustiva de las patologías de cabeza y cuello, las técnicas quirúrgicas y los protocolos de tratamiento.
  - **Temas tratados**: patologías de los senos paranasales, oído y garganta, trastornos de la deglución, oncología ORL.
- **"Cummings Otolaryngology - Head and Neck Surgery"** por Paul W. Flint et al (7ª edición, 2020)

  - Considerada una referencia mundial, esta obra en varios volúmenes es un recurso exhaustivo sobre todos los aspectos de la otorrinolaringología, desde la patología y el diagnóstico hasta el tratamiento y la cirugía.
  - **Temas tratados**: innovaciones tecnológicas, avances en cirugía ORL, diagnóstico de patologías complejas.
- **"Otología clínica"**, de Gordon B. Hughes y Myles L. Pensak (2016)

- Este libro se centra especialmente en las patologías del oído y en las técnicas de diagnóstico y tratamiento asociadas.
- **Temas tratados**: problemas auditivos, infecciones de oído, sordera, cirugía de oído.

## 1.2 Libros prácticos para cuidadores y auxiliares de cuidados

- **"Cuidados de enfermería en otorrinolaringología"** de M.-J. Laigneau y P. Lebel (2019)

  - Se trata de un libro práctico para los profesionales sanitarios implicados en la atención a los pacientes en los departamentos de ORL. Abarca los procedimientos técnicos, la esterilización del instrumental y los cuidados postoperatorios.
  - **Temas tratados**: cuidados postoperatorios ORL, apoyo al paciente, instrumental ORL.
- **"Guía práctica de otorrinolaringología para internos y estudiantes de medicina"** de Vincent Darrouzet et al (2015)

  - Una guía concisa y práctica para internos y estudiantes, que cubre los principales diagnósticos y procedimientos otorrinolaringológicos.
  - **Temas tratados**: patologías comunes, tratamientos, procedimientos técnicos.

# 2. Artículos y revistas especializadas

Los artículos científicos y las revistas especializadas le ayudarán a mantenerse al **día de los últimos descubrimientos** y **avances tecnológicos** en ORL. Aquí tiene algunas revistas de referencia:

- **"El laringoscopio**

  - Una de las principales revistas internacionales de investigación en otorrinolaringología. Publica

artículos sobre las últimas innovaciones quirúrgicas, nuevos tratamientos y descubrimientos fundamentales en otorrinolaringología.
  - Cómo encontrarnos : https:// onlinelibrary.wiley.com/journal/15314995
- " JAMA Otolaryngology - Cirugía de cabeza y cuello

  - Esta revista médica, afiliada a la Asociación Médica Americana (AMA), cubre una amplia gama de temas de ORL, con artículos originales sobre investigación clínica, innovaciones tecnológicas y estudios de casos.
  - **Acceso:** https://jamanetwork.com/journals/ jamaotolaryngology
- "Archivos Europeos de Otorrinolaringología

  - Revista europea especializada en ORL, publica regularmente investigaciones sobre tratamientos, diagnósticos e innovaciones en cirugía ORL.
  - Cómo encontrarnos : https://www.springer.com/ journal/405

# 3. Sitios web y plataformas en línea

Estos **sitios web** y **plataformas en línea** ofrecen recursos adicionales para ampliar conocimientos, acceder a formación o a recursos multimedia en el campo de la otorrinolaringología.

### 3.1 Recursos educativos y asociaciones profesionales

- **Academia Americana de Otorrinolaringología - Cirugía de Cabeza y Cuello (AAO-HNS)**

  - Este sitio ofrece **recursos educativos**, formación en línea y artículos de investigación sobre patologías otorrinolaringológicas. Es una referencia para los profesionales del sector.

- ○ Cómo encontrarnos : https://www.entnet.org/
- **Sociedad Francesa de Otorrinolaringología (SFORL)**

  - ○ El sitio web del SFORL ofrece guías de buenas prácticas, recomendaciones oficiales y recursos educativos para profesionales francófonos.
  - ○ Cómo encontrarnos : https://www.sforl.org/
- **ORL REINO UNIDO**

  - ○ El sitio web de la Asociación Británica de Otorrinolaringología ofrece artículos de divulgación para el público en general, así como recursos especializados para médicos y cuidadores, en particular sobre formación continua.
  - ○ Cómo encontrarnos : https://www.entuk.org/

## 3.2. Plataformas de formación continua

- **Medscape ORL**

  - ○ Medscape es una plataforma global que ofrece artículos especializados y módulos de formación en línea. La sección de otorrinolaringología contiene noticias, estudios de casos y análisis de investigación.
  - ○ **Acceso:** https://www.medscape.com/otolaryngology
- **Coursera** (cursos de otorrinolaringología)

  - ○ Coursera ofrece cursos online de las principales universidades e instituciones médicas, con módulos especializados en otorrinolaringología, salud auditiva y manejo de patologías respiratorias.
  - ○ Cómo encontrarnos : https://www.coursera.org/

## 4. Conferencias y congresos

La asistencia a **congresos** y **conferencias** brinda a los profesionales sanitarios la oportunidad de debatir las últimas innovaciones y descubrimientos en ORL, al tiempo que refuerzan su red profesional.

- **Congreso Mundial de Otorrinolaringología**

  ○ Este evento internacional es el lugar ideal para descubrir los últimos avances en ORL, con presentaciones sobre cirugía, tratamientos innovadores y nuevas tecnologías.
  ○ **Información** : https://www.ifosworld.org/
- **SFORL - Congreso Nacional de la Sociedad Francesa de Otorrinolaringología**

  ○ Este acontecimiento reúne cada año a profesionales francófonos de la ORL para compartir investigaciones e innovaciones en este campo. Es una cita ineludible para los otorrinolaringólogos de Francia.
  ○ Cómo encontrarnos : https://www.sforl.org/congres/

## 5. Otros recursos digitales

Por último, para los profesionales que deseen **explorar los medios multimedia**, algunas plataformas ofrecen **vídeos quirúrgicos**, **seminarios web** o **podcasts** dedicados a la ORL.

- **Masterclass de ORL**

  ○ Este sitio ofrece vídeos educativos y conferencias en línea sobre diversos temas de otorrinolaringología, incluidas demostraciones quirúrgicas y charlas.

- ◦ Cómo encontrarnos : <u>https://</u> <u>www.entmasterclass.com/</u>
- **YouTube - Canales médicos especializados en ORL**

  - ◦ Muchos profesionales de la ORL comparten vídeos explicativos y demostraciones quirúrgicas en YouTube. Busca canales dedicados a la ORL para ver **seminarios web**, **procedimientos quirúrgicos** o **cursos teóricos**.

Estos **libros**, **sitios web** y **recursos multimedia** proporcionan una base sólida para ampliar sus conocimientos de ORL. Abarcan aspectos técnicos, clínicos y teóricos, además de ofrecer oportunidades de formación continua e intercambios con otros profesionales.